ALCOOMÉTRIE

PAR

ADRIEN BERNARD
Agrégé de l'Université
Professeur de Physique et de Chimie à Cognac

PARIS
GAUTHIER-VILLARS, IMPRIMEUR-LIBRAIRE
DU BUREAU DES LONGITUDES, DE L'ÉCOLE POLYTECHNIQUE
SUCCESSEUR DE MALLET-BACHELIER
Quai des Augustins, 55

1875

ALCOOMÉTRIE

ANGOULÊME

IMPRIMERIE CHARENTAISE DE A. NADAUD (G. CHASSEIGNAC ET Ce, S^rs^)

Rempart Desaix, n° 26

ALCOOMÉTRIE

PAR

ADRIEN BERNARD

Agrégé de l'Université

Professeur de Physique et de Chimie à Cognac

PARIS

GAUTHIER-VILLARS, IMPRIMEUR-LIBRAIRE

DU BUREAU DES LONGITUDES, DE L'ÉCOLE POLYTECHNIQUE

SUCCESSEUR DE MALLET-BACHELIER

Quai des Augustins, 55

1875

Le travail suivant n'est qu'une extension de la méthode des pesées à la construction et à la vérification des aréomètres, au mouillage, coupage et remontage des alcools ; c'est donc la suite naturelle et nécessaire de celui que je publiai, il y a trois ans, sur le pesage des eaux-de-vie ; je proposais un moyen pratique et rigoureux de connaître la *quantité* de liquide, soit en poids, soit en volumes, uniquement au moyen des pesées.

Peser exactement est aujourd'hui chose facile au moyen des bascules, système Béranger, par exemple, construites avec soin et vérifiées ; mais la *quantité* de liquide ne représente qu'un élément de la question ; reste à connaître la *force* alcoolique du liquide considéré. On y arrive, plus ou moins bien, au moyen de plusieurs aréomètres, dont les plus usités dans la ville de Cognac, centre important de production et d'exportation, sont : le *Tessa,* l'hydromètre anglais, ou *Sikes's hydrometer,* et l'alcoomètre français, ou *alcoomètre centésimal de Gay-Lussac.*

Je me propose de faire la monographie de chacun de ces instruments, et, par la discussion de leur construction et de leur mode d'emploi, de montrer en même temps le degré de confiance que, dans l'état actuel des choses, il est possible de leur accorder.

J'espère qu'après lecture des développements qui suivent, on arrivera comme moi à cette conclusion : *qu'il n'y a qu'une seule manière d'opérer rigoureusement : c'est d'évaluer le volume au moyen du poids, et la force alcoolique au moyen de l'alcoomètre Centésimal.*

L'importance de l'exactitude dans l'évaluation des *quantités* et des *forces* d'alcool n'échappera à personne.

Il y va de l'intérêt du Trésor et des commerçants ; il y va surtout de l'intérêt de l'équité et de la raison.

Mon seul et unique but, en écrivant ce livre, a été de faire une œuvre utile surtout à la belle et riche industrie de ce pays.

Si les négociants actuels ne tirent pas de la lecture de ce travail tout le parti désirable, j'espère du moins que les négociants futurs, qui composent la génération actuelle de nos lycées et collèges, y trouveront la marche à suivre pour faire plus tard le commerce des alcools d'une façon entièrement rationnelle.

Quoi qu'il en advienne, je n'oublierai jamais la bienveillance avec laquelle on a accueilli l'idée de ce modeste travail, et c'est avec un profond sentiment de reconnaissance que je suis heureux d'exprimer ici mes remerciements aux honorables négociants de Cognac qui, en cette circonstance, m'ont si généreusement encouragé.

Adrien BERNARD.

Juin 1875.

ARÉOMÈTRE DE TESSA.

Le Tessa est un instrument inconnu ailleurs que dans les Charentes. Il faudrait bien se garder de juger de son influence commerciale par l'étendue relative de territoire qu'occupent les Charentes sur la carte de France; car nul pays du monde ne fait un commerce d'eaux-de-vie plus considérable. La seule petite ville de Cognac (13,000 habitants) a expédié, en 1873 :

En France,	A l'étranger,
24,000 hectolitres	175,000 hectolitres

d'alcool pur; ce qui représente, en eau-de-vie buvable, 400,000 hectolitres.

L'impôt, étant actuellement de 157 fr. environ par hectolitre d'alcool pur pour la France, et de 233 fr. 87 c. pour l'Angleterre (taxe minima pour les spiritueux non édulcorés, d'après le traité de commerce du 23 janvier et le bill anglais du 5 mars 1860), les droits payés sont 3,768,000 + 40,927,250 = 44,695,250 fr.

Jarnac, petite ville de 5,000 habitants, a expédié en France 12,284 hectolitres; à l'étranger, 22,693 hectolitres d'alcool pur; ce qui fait au moins 1,928,588 + 5,307,212 = 7,235,800 fr.

En tout, plus de 50 millions d'impôts pour l'alcool annuellement expédié par ces deux petites villes.

On peut juger par là de ce que donnerait la statistique complète des deux départements de la Charente et de la Charente-Inférieure, dont la récolte en vin est, en grande partie, transformée en eau-de-vie.

L'énorme quantité d'alcool ainsi expédiée sur tous les points du globe a été achetée au *Tessa*.

Ce serait donc une grave erreur que de méconnaître l'importance ou, tout au moins, l'influence d'un instrument en général si peu connu, mais si souvent appliqué, et répandu à profusion dans les campagnes charentaises.

Ses points 0 et 10 paraissent renfermer les limites en deçà et au delà desquelles l'eau-de-vie n'est plus buvable; ou, si l'on aime mieux, le 0 marque le degré le plus faible des très vieilles eaux-de-vie quand il fait très froid, et le 10ᵉ degré, le degré le plus fort marqué en été par les cognacs fine champagne récemment distillés. Il m'a été impossible de trouver à cet instrument d'autres bases moins vagues que celles que j'indique, sans que cependant e puisse affirmer que celui qui l'a inventé n'en ait pas choisi d'autres.

Relation entre l'Aréomètre Tessa et l'Alcoomètre Centésimal. La confusion actuelle.

Il n'existe actuellement aucune table, scientifiquement calculée, donnant les relations entre l'aréomètre Tessa et l'alcoomètre Centésimal.

Une telle table, aussi bien calculée qu'on le voudra, n'est point nécessaire, comme je l'ai démontré ailleurs.

Qu'il me suffise de rappeler : 1° que le Tessa, n'ayant aucune valeur scientifique, doit nécessairement disparaître tôt ou tard; 2° que, n'ayant pas de points fixes basés sur l'immuable nature des choses, il ne peut présenter aucune garantie.

Cependant plusieurs personnes, partisans de la doctrine du fait accompli, m'ont prié de m'occuper de cette question. Je me suis fait un devoir d'acquiescer à leur demande; et, ce faisant, j'ai démontré, comme on le verra, et l'inutilité de l'instrument, et le peu de confiance à accorder aux tables actuelles, publiées par les divers manuels ou en usage dans la Régie et les comptoirs.

Pour donner une idée de la confusion actuelle qui existe au sujet de ces tables, j'ai reproduit en un tableau quelques-unes de celles auxquelles il semblait qu'on dût avoir le plus de confiance. (Planche I.)

Sur une ligne d'abscisses, j'ai porté des longueurs proportionnelles aux degrés Tessa, et sur la ligne des ordonnées, des longueurs proportionnelles aux degrés centésimaux.

Une simple inspection de cette planche fera juger des écarts qu'on remarque dans la valeur des degrés Tessa, suivant qu'on adopte telle ou telle table de concordance. On voit des lignes brisées, des lignes courbes, qui se croisent, s'entrelacent, forment les cassures les plus imprévues, les plus bizarres, et diffèrent entre elles de plusieurs degrés, surtout aux limites extrêmes.

Je ne ferai la description d'aucune de ces courbes en particulier, pas plus que je ne dirai la source authentique qui y a donné lieu. Je ferai simplement remarquer que, sur les six tables comparées par la représentation graphique de la planche I, cinq semblent s'accorder pour faire correspondre le 4e degré de Tessa au 59e ou au 60e degré centésimal.

Depuis nombre d'années, l'*Indicateur de Cognac* donne à sa quatrième page un bulletin commercial indiquant le prix de l'hectolitre nu d'eau-de-vie marchande à 59 centésimaux, et il est certain que c'est le 4e degré Tessa qui est ainsi mentionné.

Une des tables représentées sur cette même planche le fait correspondre à 61,5 centésimaux ; or, à en juger par l'importance commerciale de la maison qui l'applique, on peut dire que cette table n'est pas une des moins appliquées.

Ainsi, il n'y a qu'un seul point qui paraisse à peu près fixe, ou moins incertain que les autres, c'est le 4e degré Tessa, et encore voit-on sa valeur varier de 2,5 centésimaux dans les tables mentionnées ci-dessus.

Qu'on juge d'après cela des différences qu'elles présenteront aux points extrêmes. Exemple :

Vers le 12e degré Tessa, on rencontre jusqu'à 10 degrés centésimaux de différence, suivant qu'on consulte telle ou telle des six tables précédentes.

0 centièmes d'alcool pur de différence ! ou 10 soixantièmes d'eau-

de-vie marchande, ou 16,6 pour 100 ! C'est un écart tellement grand qu'il est inadmissible.

Il est vrai, comme on pourrait l'objecter, que le propriétaire ne vend jamais son eau-de-vie à un pareil degré. Mais l'erreur, pour être moins forte au-dessous de ce degré, n'en existe pas moins.

Mais ce n'est rien encore de juger de la confusion actuelle par ces tables ; il faut voir les instruments eux-mêmes !

On m'objectera peut-être aussi que la Régie, c'est-à-dire le Trésor lui-même, n'a point à s'occuper du Tessa ; car, d'après la loi du 24 juin 1824, les droits ne sont perçus que d'après la valeur en alcool pur, déterminée par l'alcoomètre Centésimal. Mettons-nous donc en présence des faits : le propriétaire ne faisant jamais la déclaration du degré dans une langue qu'il ne connaît pas, la Régie est bien obligée de prendre cette déclaration comme on la lui donne, c'est-à-dire en degrés Tessa, et de la convertir en degrés centésimaux, au moyen d'une table fantaisiste au premier chef.

Vient-on à prendre un alcoomètre Centésimal, comme moyen de vérification, on trouve une erreur de plusieurs degrés en plus ou en moins.

Si l'on trouve plus, c'est que le déclarant, de connivence avec le destinataire, a voulu cacher un *manquant ;* si l'on trouve moins, c'est qu'il y avait à faire disparaître un *excédant.*

De toutes façons, le déclarant a tort ; et les procès pleuvent à plaisir, alors même qu'on reconnaît de sa part une erreur tout à fait involontaire, alors même qu'on est le plus disposé à la bienveillance envers lui.

D'un côté, le Gouvernement impose à ses agents le devoir de prendre une unité reconnue partout comme étant la seule équitable, le *centième* d'alcool pur en volume ; de l'autre, la routine s'obstine à conserver un instrument empirique, sujet à de grossières erreurs, sans point de départ ni point d'arrivée : comment voudriez-vous qu'il n'y eût pas, de temps à autre, des difficultés au sujet du degré ?

Mais il me semble que s'il y a une chose qui doive étonner, c'est que les procès ne soient pas plus nombreux !

Puisque nous sommes en présence des habitudes actuelles, me

sera-t-il permis de soumettre respectueusement à qui de droit les réflexions suivantes?

Le vendeur fait une déclaration orale qu'on accepte et qu'on mentionne sur son acquit. Et quand l'eau-de-vie déclarée arrive à l'octroi, on est en droit de faire un procès si le degré n'est pas conforme à la déclaration.

Pour éviter toute erreur, toute contestation, le receveur buraliste pourrait bien vérifier le degré réel, sur échantillon, lorsqu'il délivre l'acquit; en un mot, qu'on vérifie deux fois au lieu d'une; qu'on vérifie au bureau d'acquits et à l'octroi, au lieu de vérifier à l'octroi seulement.

On sait que le propriétaire qui vient chercher un acquit n'a *aucun intérêt* à tromper sur le degré; on admet qu'il est souvent même la première victime de son ignorance, qu'il ne sait ni lire, ni écrire, ni même bien peser son eau-de-vie; qu'en un mot, sa fausse déclaration est involontaire.

Et cependant, là où il n'y a qu'une simple contravention, puisque l'intention n'est pas mise en cause, on fait un procès très onéreux, aussi désagréable, je veux bien le croire, à celui qui se voit forcé de le faire qu'à celui qui est forcé de le subir.

N'est-il pas plus simple, encore une fois, de peser l'eau-de-vie chez le receveur buraliste? De cette façon, on rendrait du moins impossibles ces fausses déclarations involontaires.

Si l'eau-de-vie livrée ensuite n'est pas conforme à l'échantillon présenté, il est impossible au déclarant de prétexter de sa bonne foi, et alors la sévérité est de toute justice.

Autre observation qu'on a pu faire. Si l'on dit à un employé de la Régie : « Je veux éviter les procès, où et comment dois-je acheter un alcoomètre qui soit d'accord avec le vôtre? » il répond invariablement : « Achetez-le où vous voudrez et comme vous « voudrez, cela ne me regarde pas; mais si je ne trouve pas le « même degré que vous à l'une de vos eaux-de-vie, vous aurez un « procès. »

Il y a évidemment encore à faire de ce côté. J'espère avoir indiqué, dans la suite de ces pages, le remède à apporter à une situation d'une pareille incertitude.

« Supposons le Tessa supprimé, m'a-t-on encore dit, il y aurait

« toujours des contestations ; car les alcoomètres de la Régie, mal-« gré les rapprochements faits de temps à autre sur des types, ne « sont pas tous absolument identiques. »

Et l'honorable négociant qui me faisait cette objection me citait à ce sujet l'histoire suivante, qui lui est arrivée il y a déjà quelque temps, et que je ne me permets de rapporter qu'avec son autorisation :

« J'avais, dit-il, expédié un certain nombre de barriques d'eau-de-vie, qui devaient partir de Bordeaux par le plus prochain navire pour..... Mon agent de Bordeaux me télégraphie que je vais avoir un procès pour fausse déclaration de degré. Je réponds aussitôt de faire arrêter l'embarquement et de réexpédier les eaux-de-vie à la gare de Cognac. A leur arrivée, je me trouvai avec un employé de la Régie et un employé du chemin de fer. J'avais hâte de vérifier si l'on s'était trompé dans la préparation de cet envoi. On pèse et repèse l'eau-de-vie de chaque fût ; on trouve la force réelle égale à 54 centésimaux, c'est-à-dire parfaitement conforme à l'acquit. A Bordeaux, on avait trouvé 57 centésimaux ! Mes fûts s'en retournèrent, voyant pour la troisième fois la même ligne ; mais le navire était parti, et j'en étais pour mes frais. »

Une chose qu'un gouvernement ne doit point perdre de vue, c'est que de pareilles, ou même de moindres vexations, si elles devaient se reproduire souvent, seraient aussi nuisibles à ses propres intérêts qu'à ceux du commerce.

Continuer un pareil système, ce serait tuer la poule aux œufs d'or, ce serait tarir une source presque inépuisable de revenus pour l'État ; car l'industrie et le commerce, et surtout celui des alcools, sont aujourd'hui les puissantes mamelles qui alimentent le pays.

Il est donc de toute nécessité de vérifier l'alcoomètre, de temps à autre, comme on vérifie le mètre, le kilogramme, les balances, le litre, les monnaies.

Je n'ai ni le temps, ni le pouvoir, ni le devoir de vérifier les aréomètres des divers agents du fisc. Il est arrivé, m'a-t-on encore dit, à certains employés de recevoir, dans le cours de leurs fonctions, un nouveau nécessaire alcoométrique différent de celui dont ils se servaient quelques instants auparavant ; ils pouvaient donc, avec ces nouveaux instruments, faire un procès là où ils n'en auraient pas fait la veille, et réciproquement. Il m'est donc impossible de dire si, aujourd'hui, il y a encore de semblables erreurs provenant de pareilles différences entre leurs instruments ; mais je dirai simplement : « Si pour un instrument parfaitement défini par les physiciens et par la loi, avec ses points fixes, faciles à vérifier, on arrive à des différences sensibles, que sera-ce donc pour un instrument qui ne repose sur rien, qui n'a pas de points fixes et n'est jamais vérifié ? »

Et j'ajouterai qu'il est permis d'être étrangement surpris de voir la loi française adopter une unité bien définie, mais jamais vérifiée, autoriser à percevoir des droits sur tant de centièmes d'alcool pur, quand l'évaluation de ce centième d'alcool pur dépend d'instruments presque fabriqués au hasard !

C'est absolument comme si, lorsque je dois payer un droit fixe par kilogramme, je me trouvais à chaque instant dans la nécessité de discuter la valeur du kilogramme que l'on me présente (1).

Avant même d'avoir fait une étude détaillée des aréomètres que je vais décrire, on peut donc conclure à l'*adoption* et à la *vérification d'un seul aréomètre*, et à la suppression de tous les autres, sans valeur réelle, compliqués et d'une vérification impossible.

En attendant que l'on m'accorde satisfaction sur ce point, je reviens à la question que je m'étais proposée : Quel est le moyen d'arriver à une concordance rationnelle entre le Tessa et l'alcoomètre Centésimal ?

Je rappellerai d'abord que le Tessa est divisé en degrés égaux, et n'est autre chose, comme tous les aréomètres à degrés égaux et

---

(1) M. Collardeau, dans le numéro du 20 mai 1872 de la *Sucrerie indigène*, a publié un article sur la vérification des alcoomètres et des aréomètres, article qu'il a eu l'obligeance de m'adresser et dont je fais l'extrait suivant :

« Il est assez étonnant que dans le pays qui a créé le système métrique, et « où toutes les mesures de poids, de longueur, de volume et de monnaies sont « fabriquées ou employées sous le contrôle et la garantie de l'État, les mesures « qui servent à apprécier la richesse des sucres et des spiritueux, c'est-à-dire « de produits dont la valeur se chiffre aujourd'hui par des milliards, et qui font « rentrer chaque année dans les caisses du Trésor des centaines de millions, « seules ces mesures restent en dehors du contrôle de l'autorité, et que la fabri- « cation en soit abandonnée au caprice et à l'arbitraire. »

à tige cylindrique, qu'un volumètre pouvant donner le volume spécifique ou le poids spécifique en fonction de ses degrés, par une simple formule du premier degré.

Il est ordinairement accompagné d'un thermomètre Réaumur.

L'alcoomètre Centésimal, au contraire, est divisé en degrés inégaux qui sont proportionnels à la richesse en alcool pur à 15° centigrades.

Donc tout instrument divisé en degrés égaux n'accuse pas, par l'indication de ses degrés, des nombres proportionnels à la richesse en alcool pur, et amène forcément des comptes iniques au point de vue de la raison, mais auxquels on n'a cependant rien à dire s'ils sont librement consentis de part et d'autre.

Le Tessa est dans ce cas, et plus d'une personne vous dira, de bonne foi, que 1 degré Tessa valant 3 degrés centésimaux, le résultat est le même en opérant avec l'un ou l'autre de ces instruments.

Rien n'est cependant plus faux ! Sans appeler les mathématiques à son aide, on n'a, pour se convaincre du contraire, qu'à consulter la majorité des tables de concordance usitées dans les maisons de commerce ; on verra, à de rares exceptions près, que les vieux négociants avaient bien reconnu le manque de proportionnalité entre les indications de ces deux instruments.

Mais ceux qui ont dressé deux des tables représentées dans notre planche I par les lignes droites AB et CD ne se sont pas même doutés que les degrés centésimaux occupent des longueurs de tige inégales.

Dans l'une d'elles, 4 degrés centésimaux valent 1 degré Tessa; donc, en partant de $4^{T} = 60^{Cx}$, on arrive à $10^{T} = 84^{Cx}$. Vérifiez au moyen de l'instrument, même le plus imparfait, jamais vous ne tomberez sur un pareil degré !

C'est assurément quelque chose d'une simplicité sans pareille qu'une table ainsi faite ; on pourrait dire : d'une simplicité égale à celle de ceux qui peuvent l'adopter ; car il faut ignorer absolument le principe de l'alcoomètre de Gay-Lussac pour admettre une pareille table.

Le *Barême décimal de Bourquin* donne des nombres moins déraisonnables que ceux que je viens de citer ; mais la concordance, représentée par IJ, n'est encore que grossièrement approximative, comme je l'ai démontré dans une précédente brochure.

Dans l'impossibilité d'accorder sa confiance à l'une quelconque de ces tables, il faut avoir recours à d'autres moyens d'investigation.

J'appliquerai la méthode que j'ai déjà employée à la détermination des densités correspondantes à chaque degré Cartier. On sait que, comme le Tessa, cet instrument est divisé en degrés égaux et sa tige supposée cylindrique.

Soit :

p, le poids de l'aréomètre Tessa.

v, le volume d'une quelconque de ses divisions.

N, le chiffre au-dessous de 0 qu'il faudrait placer au bas du lest, si le tube, en conservant même poids et même volume, était cylindrique dans toute sa longueur et la division en parties égales prolongée aussi dans toute la longueur du tube,

d, la densité du liquide.

n, le nombre de degrés marqués par l'instrument.

Lorsque l'instrument marque n degrés, le volume du liquide déplacé est $(N + n) v$.

Le poids de ce liquide, $(N + n) vd$.

Il est, dans tous les cas, égal au poids p de l'instrument :

$$(N + n) vd = p.$$

Il s'agit maintenant d'appliquer cette formule à deux points fixes.

C'est uniquement dans le choix de ces deux points que réside toute la difficulté.

J'ai examiné, à cet effet, un assez grand nombre de Tessas de tout âge, de toute provenance, et portant une double graduation. Ceux qui n'en ont qu'une ne pouvaient nullement me renseigner, parce qu'ils sont souvent bien différents les uns des autres.

Sur tous les instruments examinés, les divisions $+ \frac{1}{4}$, 2, 4 et 17 se rapprochaient des traits marquant 45, 52, 59 et 91 centésimaux.

Plongés dans un même liquide, ces divers instruments marquaient bien des degrés différents; les deux échelles étaient trop faibles ou trop fortes simultanément; une seule chose paraissait ne pas varier dans de trop grandes limites : la concordance sur la bande intérieure de papier, entre les traits des degrés Tessa et les traits des degrés centésimaux précités.

Je ne pouvais, d'ailleurs, m'arrêter à aucune des tables que j'ai reproduites planche I. Ce n'était point aux tables, qui n'étaient pas même d'accord avec les instruments, que je devais m'adresser, mais aux instruments eux-mêmes; car une table de concordance, si bien faite qu'elle soit, ne sert de rien si les instruments ne s'y conforment pas. J'ai trouvé même de vieux instruments en argent avec les trois graduations : *Cartier, Tessa, Gay-Lussac.* Les chiffres que j'ai cités plus haut se correspondaient encore assez exactement sur la tige.

1 degré Cartier valait environ 0,885 de degré Tessa. En partant du 22e degré Cartier, qui vaut environ 3 3/4 Tessa, il serait possible d'établir la concordance entre ces deux instruments et de chercher ensuite les degrés centésimaux répondant aux degrés Cartier ainsi trouvés. On se servirait pour cela de la concordance entre ces deux instruments, établie par Gay-Lussac. Mais j'ai préféré m'arrêter aux indications des tiges à deux graduation seulement.

J'ai donc posé :

$$+ 1/4 \text{ Tessa} = 45 \text{ centésimaux}, \qquad (1)$$
$$2 \text{ Tessa} = 52 \text{ centésimaux}, \qquad (2)$$
$$4 \text{ Tessa} = 59 \text{ centésimaux}, \qquad (3)$$
$$17 \text{ Tessa} = 91 \text{ centésimaux}. \qquad (4)$$

Associons les valeurs (3) et (4), qui se rapportent à des points très éloignés, et appliquons la formule précédente, nous aurons :

$$(N + 4)\ 0{,}9155 = (N + 17)\ 0{,}8306;$$

d'où

$$N = 123{,}183.$$

Remplaçant N par sa valeur et prenant la densité comme inconnue, on peut écrire :

$$127,183 \times 0,9155 = (123,183 + n)\,d,$$

$$d = \frac{116,436}{123,183 + n}.$$

En associant deux à deux les quatre valeurs précédentes, on arrive à des résultats presque identiques. Cette formule est donc d'une justesse plus que suffisante dans la pratique.

Remplaçant n, dans cette formule, par tous les chiffres qui figurent à l'échelle de Tessa, depuis — 1 jusqu'à + 20, on arrive au tableau suivant :

TABLE I.

Tableau des densités correspondantes aux degrés Tessa.

Degrés.	DENSITÉS.	Degrés.	DENSITÉS.	Degrés.	DENSITÉS.	Degrés.	DENSITÉS.
- 1	0.9529	4 1/2	0.9119	**10**	0.8742	15 1/2	0.8396
-3/4	0.9510	3/4	0.9101	1/4	0.8726	3/4	0.8381
-1/2	0.9490	**5**	0.9083	1/2	0.8710	**16**	0.8366
-1/4	0.9471	1/4	0.9066	3/4	0.8694	1/4	0.8351
0	0.9452	1/2	0.9048	**11**	0.8677	1/2	0.8336
1/4	0.9433	3/4	0.9031	1/4	0.8661	3/4	0.8321
1/2	0.9414	**6**	0.9013	1/2	0.8645	**17**	0.8306
3/4	0.9395	1/4	0.8996	3/4	0.8629	1/4	0.8291
1	0.9376	1/2	0.8979	**12**	0.8613	1/2	0.8276
1/4	0.9357	3/4	0.8961	1/4	0.8597	3/4	0.8262
1/2	0.9338	**7**	0.8944	1/2	0.8581	**18**	0.8247
3/4	0.9320	1/4	0.8927	3/4	0.8566	1/4	0.8233
2	0.9301	1/2	0.8910	**13**	0.8550	1/2	0.8218
1/4	0.9283	3/4	0.8893	1/4	0.8534	3/4	0.8203
1/2	0.9264	**8**	0.8876	1/2	0.8519	**19**	0.8189
3/4	0.9246	1/4	0.8859	3/4	0.8503	1/4	0.8175
3	0.9227	1/2	0.8842	**14**	0.8488	1/2	0.8160
1/4	0.9209	3/4	0.8825	1/4	0.8472	3/4	0.8146
1/2	0.9191	**9**	0.8809	1/2	0.8457	**20**	0.8132
3/4	0.9173	1/4	0.8792	3/4	0.8441	1/4	0.8118
4	0.9155	1/2	0.8775	**15**	0.8426	1/2	0.8104
1/4	0.9137	3/4	0.8759	1/4	0.8411	3/4	0.8090

En consultant la table des densités correspondantes aux degrés centésimaux, on trouvera les résultats suivants :

TABLE II.

Conversion des degrés Tessa à la température de 10° Réaumur en degrés centésimaux à la même température.

Tessa.	Centésimal.	Tessa.	Centésimal.	Tessa.	Centésimal.	Tessa.	Centésimal.
— 1	39.13	4 1/2	60.61	**10**	76.11	15 1/2	88 22
—3/4	40.38	3/4	61.39	1/4	76.73	3/4	88.70
—1/2	41.63	**5**	62.17	1/2	77.34	**16**	89.17
—1/4	42.76	1/4	62.93	3/4	77.94	1/4	89.63
0	43.88	1/2	63.70	**11**	78.53	1/2	90.09
1/4	45.00	3/4	64.46	1/4	79.11	3/4	90.55
1/2	46.06	**6**	65.21	1/2	79.70	**17**	91.00
3/4	47.11	1/4	65.96	3/4	80.28	1/4	91.44
1	48.11	1/2	66.70	**12**	80.85	1/2	91.88
1/4	49.11	3/4	67.43	1/4	81.41	3/4	92.30
1/2	50.10	**7**	68.16	1/2	81.96	**18**	92.71
3/4	51.05	1/4	68.88	3/4	82.51	1/4	93.12
2	52.00	1/2	69,59	**13**	83.06	1/2	93.51
1/4	52.94	3/4	70.29	1/4	83.61	3/4	93.90
1/2	53.85	**8**	70.98	1/2	84.15	**19**	94.29
3/4	54.76	1/4	71.65	3/4	84.69	1/4	94.67
3	55.66	1/2	72.31	**14**	85.21	1/2	95.04
1/4	56.54	3/4	72.96	1/4	85.73	3/4	95.41
1/2	57.36	**9**	73.61	1/2	86.24	**20**	95.77
3/4	58.18	1/4	74.24	3/4	86.75	1/4	96.12
4	59.00	1/2	74.86	**15**	87.25	1/2	96.47
1/4	59.82	3/4	75.48	1/4	87.74	3/4	96.81

Ainsi, sur la bande de papier d'un Tessa bien fait, à deux graduations, Tessa et Centésimale, les nombres ci-dessus doivent correspondre d'une manière parfaite.

Mais la correspondance n'est plus la même si l'on considère la force réelle de l'alcool à 15 degrés centigrades.

En effet, j'ai supposé l'instrument plongé dans un liquide à 10 Réaumur, comme cela se fait avec le Tessa. Or, les tables de Gay-Lussac sont faites pour 15 degrés centigrades, c'est-à-dire pour une température plus élevée de 2,5 centigrades, puisque 10° Réaumur = 12,5 centigrades.

Donc le degré 59 centésimaux, par exemple, n'est que le *degré apparent* à 12,5 centigrades, et non la *force réelle* à 15 centigrades.

D'après la formule de correction, que j'ai expliquée ailleurs, on trouve que la force réelle à 15 centigrades est

$$59 + (0,36 \times 2,5), \text{ ou } 59^{cx},9.$$

En faisant de la même manière pour les autres degrés, la correction nécessitée par cette différence de 2,5 centigrades, on arrive au tableau suivant :

TABLE III.

Conversion des degrés Tessa à 10° Réaumur en degrés centésimaux à 15° centigrades.

DEGRÉS TESSA.	DEGRÉS CENTÉSIMAUX.	DEGRÉS TESSA.	DEGRÉS CENTÉSIMAUX.	DEGRÉS TESSA.	DEGRÉS CENTÉSIMAUX.	DEGRÉS TESSA.	DEGRÉS CENTÉSIMAUX.
—1	40.14	4 1/2	61.48	**10**	76.90	15 1/2	88.88
—3/4	41.39	3/4	62.26	1/4	77.51	3/4	89.35
—1/2	42.63	**5**	63.03	1/2	78.11	**16**	89.81
—1/4	43.76	1/4	63.80	3/4	78.70	1/4	90.26
0	44.87	1/2	64.56	**11**	79.28	1/2	90.71
1/4	45.97	3/4	65.31	1/4	79.87	3/4	91.16
1/2	47.03	**6**	66.06	1/2	80.45	**17**	91.61
3/4	48.06	1/4	66.80	3/4	81.03	1/4	92.05
1	49.06	1/2	67.53	**12**	81.60	1/2	92.48
1/4	50.04	3/4	68.26	1/4	82.16	3/4	92.90
1/2	51.01	**7**	68.98	1/2	82.70	**18**	93.31
3/4	51.97	1/4	69.70	3/4	83.24	1/4	93.71
2	52.92	1/2	70.41	**13**	83.77	1/2	94.10
1/4	53.86	3/4	71.11	1/4	84.30	3/4	94.48
1/2	54.77	**8**	71.80	1/2	84.83	**19**	94.86
3/4	55.67	1/4	72.47	3/4	85.35	1/4	95.24
3	56.55	1/2	73.12	**14**	85.87	1/2	95.61
1/4	57.42	3/4	73.77	1/4	86.39	3/4	95.97
1/2	58.26	**9**	74.41	1/2	86.90	**20**	96.32
3/4	59.08	1/4	75.04	3/4	87.41	1/4	96.66
4	59.90	1/2	75.66	**15**	87.91	1/2	97.00
1/4	60.70	3/4	76.28	1/4	88.40	3/4	97.34

Telle est la seule table rationnelle de concordance qui existe entre l'aréomètre Tessa et l'alcoomètre Centésimal.

On pourra juger de son exactitude par la régularité de la courbe représentative de la planche II, qui s'étend entre des limites bien plus étendues que celles de la planche I.

D'une façon analogue, on calculerait la réciproque de cette table, c'est-à-dire la conversion des degrés centésimaux (force réelle) en degrés Tessa (à 10° Réaumur).

Pour cela, on prendrait la formule

$$d = \frac{116,436}{123,183 + n},$$

et l'on remplacerait d successivement par toutes les valeurs des densités de l'alcool à différents degrés (tableau VIII). En prenant n comme inconnue, on obtiendrait la valeur des degrés centésimaux en degrés Tessa à 15 centigrades.

Pour l'obtenir en degrés Tessa à 10° Réaumur, on remplacera d par les densités de l'alcool de même force réelle, mais ramené à 12,5 centigrades.

Enfin, on pourrait se servir des volumes spécifiques au moyen de la formule précédente, transformée de la manière suivante :

$$\frac{1}{d} = 1,057946 + 0,008588\ n.$$

Cette formule, ainsi ramenée à la forme $y = a + bx$, nous montrera facilement que 1 degré Tessa vaut environ les 0,9 d'une division du volumètre, instrument divisé en degrés égaux, ou bien que 1 division du volumètre vaut 1,12 Tessa.

Elle montre également que, plongé dans l'eau distillée, le Tessa marquerait

$$n = \frac{-\ 0,05735}{0,008588} = 6^{T},67 \text{ au-dessous de } 0.$$

Elle montre enfin que, connaissant le degré Tessa et le poids en kilogrammes d'une certaine eau-de-vie, on peut calculer facilement son volume en ajoutant à 1,0579 les 0,0086 de n, et multipliant le nombre de kilogrammes par la somme ainsi obtenue.

Mais, comme je le montrerai plus tard, cette opération n'est pas aussi simple que si l'on se sert de l'alcoomètre Centésimal construit comme je l'indique.

Du calcul de la force et du prix par l'emploi des degrés Tessa.

Examinons maintenant l'exactitude des calculs de force et de prix par la méthode des degrés Tessa, et voyons quels écarts ils présentent avec les résultats exacts obtenus par le calcul au moyen des degrés centésimaux.

1° *Calcul de la force réelle à 10° Réaumur.*

On a adopté, dans la pratique des Charentes, la règle suivante pour la correction du degré Tessa, quand la température diffère de 10 degrés Réaumur :

Pour chaque degré Réaumur au-dessous de 10, on retranchera 1/8 de degré Tessa du degré donné par l'aréomètre ;

Pour chaque degré Réaumur au-dessus de 10, on ajoutera 1/8 de degré Tessa au degré marqué par l'aréomètre.

Cette règle, d'une simplicité très grande, est d'une justesse suffisante pour les degrés usuels

En effet :

Chaque degré Réaumur vaut 5/4 de degré centigrade. Si pour 5/4 degré centigrade de différence dans la température il y a une différence de 1/8 Tessa dans la force, pour 4/4 ou 1 centigrade il y aura $\frac{1}{8} \times \frac{4}{5} = \frac{1}{10}$ Tessa de différence dans la force.

Or, 1 degré Tessa vaut

$3^{Cx},35$,	s'il est compris	entre 3 et 4 Tessa.
$3^{Cx},13$,	—	entre 4 et 5 —
$3^{Cx},03$,	—	entre 5 et 6 —
$2^{Cx},92$,	—	entre 6 et 7 —

Donc 1 degré centigrade de différence dans la température amène dans la force une différence de

$0^{Cx},335$ entre 56^{Cx} et 60,
$0^{Cx},313$ entre 60^{Cx} et 63,
$0^{Cx},303$ entre 63^{Cx} et 66,
$0^{Cx},292$ entre 66^{Cx} et 69.

Or, entre les mêmes limites, les tables de correction de Gay-Lussac donnent une différence de degré égale à

0^{cx},36,

0^{cx},35,

0^{cx},34,

0^{cx},33 pour chaque degré centigrade de différence dans la température.

Donc la correction de 1/8 de Tessa pour chaque degré Réaumur de différence est une correction un peu trop faible, mais d'une quantité insignifiante dans les limites de degré où s'effectue l'achat de l'eau-de-vie.

Au-dessus et au-dessous des degrés commerciaux, cette même correction donnerait lieu à de grandes erreurs. Du reste, *à priori*, il est facile de voir que cette correction n'est qu'approchée, car les mélanges alcooliques de 0 à 100 centésimaux ont, entre les températures 0 et 30 centigrades, des coefficients de dilatation variant pour chaque degré centésimal depuis le coefficient de dilatation de l'eau jusqu'à celui de l'alcool absolu.

Exemple numérique :

Soit le degré 5 1/4 Tessa à 14 Réaumur. La règle précédente donne 4 3/4 pour force réelle à 10° Réaumur. Un alcoomètre Centésimal, plongé dans la même eau-de-vie, aurait indiqué :

Degré apparent, 62^{cx},93 à la température de 17,5 centigrades;

Force réelle, 62^{cx},06, ou 62,93 — (2,5 × 0,345).

Or, 4 3/4 Tessa à 10 Réaumur font 61^{cx},39 à 12,5 centigrades, et 62,26 à 15 centigrades.

Différence, 0^{cx},2.

Donc, par la méthode actuelle de correction du degré Tessa, on n'a pas assez retranché, et le degré trouvé est trop fort de 0,2, comme on peut s'en assurer par l'expérience.

Dans ma brochure : *De la substitution des mesures en poids aux mesures en volume, dans le commerce des alcools*, j'ai répété, ce que l'on sait en général depuis longtemps, que lorsqu'on achète de l'eau-de-vie en été, on paie un volume trop fort, et que la correction du degré n'implique point celle du volume. Cela est encore vrai pour le Tessa, et avec une cause d'erreur en plus.

Ainsi, dans le cas de l'exemple précédent, outre un volume trop fort, on aurait payé 0,2 de degré centésimal de plus qu'on ne doit le faire.

Par contre, quand il fait froid, on paie un degré et un volume insuffisants.

Je résume ainsi ce qui précède :

La correction de force alcoolique par l'aréomètre Tessa est, pratiquement, assez exacte. Mathématiquement, elle est trop faible, et conduit à une erreur de même sens que celle qui résulte du changement de volume de l'alcool.

2° Calcul du prix par l'aréomètre Tessa.

L'eau-de-vie est dite *marchande* à 4 Tessa sur 10 Réaumur.

Ainsi, l'unité choisie par le commerce de Cognac est l'eau-de-vie à 4 Tessa, de même que l'unité choisie par l'Angleterre est le *Proof Spirit* à 60,8 du Sikes's hydrometer sur 51 Fahrenheit.

Si l'eau-de-vie marque plus de 4 Tessa, on paie une *surforce*.

Rarement l'eau-de-vie achetée au Tessa est au-dessous de 4 (cela n'a lieu que pour les vieilles eaux-de-vie), car on fait toujours sortir le cognac de l'alambic à un degré très élevé.

Si les eaux-de-vie sont au-dessous de 4, c'est, en général, qu'elles ont perdu du degré par l'âge, et alors le prix ne dépend pour ainsi dire plus du degré, pour ne dépendre presque exclusivement que de la vieillesse et du parfum.

La surforce se calcule d'après la règle suivante :

On paie 5 pour 100 en sus du prix pour chaque degré Tessa au-dessus de 4.

Cette règle, également d'une grande simplicité, n'est pas rigoureusement juste, comme il est facile de le voir.

En effet, nous savons maintenant que la richesse alcoolique n'est pas proportionnelle aux degrés Tessa, quoiqu'elle augmente avec eux ; or, on paie proportionnellement aux indications de cet instrument ; on commet donc une erreur variable selon le degré.

Voyons en quoi elle consiste :

Pour 1^T de surforce, on ajoute 5 pour 100 ou $\frac{1}{20}$. On suppose donc que pour chaque degré Tessa de surforce, l'eau-de-vie renferme $\frac{1}{20}$ en plus d'eau-de-vie à 4^T.

4^T font $59^{Cx},90$ ou, en nombre rond, 60^{Cx} environ.

Pour qu'il y ait à payer une surforce de 5 pour 100, il faut nécessairement que l'eau-de-vie renferme $\frac{1}{20}$ en plus d'eau-de-vie marchande à 60.

Or, 3 centièmes de surforce en alcool pur font justement $\frac{1}{20}$ ou $\frac{5}{100}$, ou $\frac{5}{60}$ de surforce en eau-de-vie à 60.

Donc à 63^{Cx}, on devra payer $\frac{5}{100}$ de surforce;

à 66 — $\frac{10}{100}$;

à 69 — $\frac{15}{100}$;

et, en général, $\frac{5}{100}$ en sus pour 3 centésimaux de surforce.

Mais 1 Tessa ne vaut pas 3 centésimaux exactement; il vaut, nous avons dit :

3^{Cx},35 de 4 à 5 Tessa.
3^{Cx},13 de 5 à 6 —
3^{Cx},03 de 6 à 7 —
2^{Cx},92 de 7 à 8 —

Ces chiffres montrent que la valeur du degré Tessa diminue à mesure qu'on s'élève, et que l'augmentation de $\frac{5}{100}$ n'est juste que pour l'instant où 1 degré Tessa acquiert la valeur de 3 centésimaux.

Le tableau : *Conversion des degrés Tessa à 10 Réaumur en degrés centésimaux à 15 centigrades*, montre que 1 Tessa ne vaut rigoureusement 3 centésimaux que depuis 5 1/2 Tessa = 64^{Cx},56, jusqu'à 6 Tessa = 66^{Cx},06.

Voilà donc les seuls degrés pour lesquels le calcul empirique par les degrés Tessa soit parfaitement d'accord avec le calcul rationnel de la surforce.

En dehors de ces degrés, il y a une erreur qui devient d'autant plus forte qu'on s'en éloigne davantage.

Au-dessous de ces degrés, la surforce payée est trop faible; au-dessus, elle est trop forte.

Nous sommes ainsi amenés à reconnaître que le commerce fait en hiver, par un grand froid, sur l'eau-de-vie de 4 à 5 1/2 Tessa, donne lieu à trois erreurs de même sens :

1° *Le volume obtenu par le dépotage est trop faible;*

2° *Le degré réel Tessa à 10 Réaumur est trop faible;*

3° *La surforce payée est trop faible.*

De même, le commerce fait en été, par de grandes chaleurs, sur de l'eau-de-vie de 6 à 7 1/2 Tessa, donne également lieu à trois erreurs de même sens, mais en sens inverse des précédentes.

Il ne faudrait pourtant point s'exagérer outre mesure l'importance de ces erreurs.

Faisons voir par quelques exemples numériques, qui serviront en même temps de modèles du calcul actuel par les degrés Tessa et de modèles du calcul par les degrés centésimaux, quelle peut être l'erreur provenant des deux dernières causes (calcul du degré réel et de la surforce).

Nous reconnaîtrons ainsi que les corrections de prix et de degré sont quelquefois d'une approximation suffisante, si l'on veut, dans la pratique, mais ne sont, en réalité, que des corrections empiriques sans la moindre valeur scientifique.

EXEMPLES NUMÉRIQUES. — CALCUL PAR LES DEUX MÉTHODES.

1° *Par les degrés Tessa.*

Soit à trouver les prix de $31^{hl},36$ à 75^f l'hectolitre.

Degré 7 1/2 Tessa sur 15 Réaumur.

On cherche d'abord le degré réel.

$$\text{Degré réel} = 7\ 1/2 - \frac{5}{8} = 6\ \frac{7}{8}.$$

$$\text{Surforce} = 2\ \frac{7}{8}.$$

Disposition des calculs.

		31,36
		75^f
		15680
		21952
		2352^f00
Pour 1 Tessa, le $\frac{1}{20}$	....	117,60
— 1	—	117,60
— 1/2	—	58,80
— 1/4	—	29,40
— 1/8	—	14,70
Total 2 7/8	Total	2690^f10

Pour faire la preuve, on réduit la quantité d'alcool en eau-de-vie à 4 Tessa, et on multiplie le nombre obtenu par le prix de l'hectolitre.

			31,36
Pour 1	Tessa, le $\frac{1}{20}$	....	1,568
— 1	—		1,568
— 1/2	—		0,784
— 1/4	—		0,392
— 1/8	—		0,196
			35,868
			75f
			179340
			251076
		Total	2690f100

2° *Par les degrés centésimaux.*

La force apparente 7 1/2T, ou le degré lu sur l'aréomètre Tessa, doit se trouver en face de 69cx,59, force apparente à 15° Réaumur.

15° Réaumur = 18,75 centigrades.

Force réelle à 15 centigrades = 69,59 — (0,33 × 3,75) = 68cx,35.

Nous avons donc à chercher le prix de 31hl,36 au degré réel 68cx,35, au prix de 75f l'hectolitre à 60cx.

Règle. — Multipliez le prix de l'hectolitre par la quantité, et le produit par la force réelle à 15 centigrades. Divisez le produit par 60.

$$\text{Prix} = \frac{75^f \times 31,36 \times 68,35}{60} = 2679^f,32.$$

Autrement. Prendre la méthode des parties aliquotes comme pour les degrés Tessa, et faire deux opérations qui se contrôleront l'une l'autre.

On se rappellera alors que

pour 1 degré centésimal de surforce, on ajoute $\frac{1}{60}$

(ce qui se fait en prenant le $\frac{1}{6}$ et avançant d'un chiffre).

Pour 2 degrés centésimaux de surforce, ajouter $\frac{2}{60} = \frac{1}{30}$

(ce qui se fait en prenant le $\frac{1}{5}$ et avançant d'un chiffre).

Pour 3 degrés centésimaux de surforce, ajouter $\frac{3}{60} = \frac{1}{20}$

— 4 — — $\frac{4}{60} = \frac{1}{15}$

(ce qui se fait en écrivant deux fois le $\frac{1}{30}$).

Pour 5 centésimaux de surforce, ajouter...... $\frac{1}{12}$

— 6 — — $\frac{1}{10}$

— 7 — — $\frac{1}{10} + \frac{1}{60}$

— 8 — — $\frac{1}{10} + \frac{1}{30}$

— 9 — — $\frac{1}{10} + \frac{1}{20}$

Etc.

Pour les fractions de degré, on pourra se servir, comme cela se pratique dans les comptoirs pour les degrés Tessa, de produits auxiliaires que l'on barre.

Disposition du calcul.

			31,36
			75f
			15680
			21952
			2352f00
Pour 6	centésimaux de surforce......		235,20
— 2	—	—	78,40
— 0,3	—	—	11,76
— 0,05	—	—	1,96
Surforce 8,35			2679f32

Preuve. — Convertir 31hl,36 à 68,35 en alcool à 60°, et multiplier le produit par le prix de l'hectolitre.

		31hl36
Pour 6 centésimaux	....	3,136
— 2 —		1,045333...
— 0,3 —		0,1568
— 0,05 —		0,0261333..
Surforce 8,35 —	....	35hl7242 2/3
		75f
		2679f32

On voit, par cet exemple, que pour 31 à 32 hectolitres environ, en été et au degré apparent $7\frac{5}{8}$, l'acheteur paie 2690f,10 — 2679f,32 = 10f,78 de plus qu'il ne devrait le faire, et cela à cause des deux erreurs inhérentes au calcul défectueux par les degrés Tessa.

Mais la correction de volume n'a pas été effectuée, les 31hl,36 à 18,75 centigrades se réduiront à 31,26 à la température de 15 centigrades, et marqueront alors le degré réel 68cx,35, ce qui fait, à 75f l'hectolitre, 2670f,75.

L'acheteur a donc payé une somme trop forte de 19f,35 dans l'exemple qui nous occupe.

Autre exemple. — 100 hectolitres, à raison de 100f l'hectolitre à 4, marquant 9 Tessa sur 20 Réaumur, donneront :

11875f par les degrés Tessa,

11736f,66 par les degrés centésimaux, sans correction de volume,

et 11631f en opérant rationnellement.

Différence : 244f payés en plus par l'emploi du Tessa.

Autre exemple. — En hiver et pour un degré réel inférieur à 5 1/2 Tessa, les mêmes erreurs se reproduiront en sens contraire ; cette fois, l'acheteur paierait moins qu'il ne doit en réalité :

100 hectolitres à 100f l'hectolitre, degré 4 1/4 sur 4 Réaumur, donneront 10500f par les degrés Tessa,

10536 par les degrés centésimaux, sans correction de volume,

et 10620 par les degrés centésimaux, avec la correction de volume.

Différence : 120f payés en moins par l'emploi du Tessa.

244[f] de plus, d'un côté; 120[f] de moins, de l'autre! Que pensera-t-on d'une pareille exactitude? Qu'on veuille bien remarquer que je n'ai choisi que des exemples *usuels*, que je n'ai employé que la table *rationnelle* de concordance, et que j'ai toujours supposé un Tessa mathématiquement exact. Que serait-ce donc si j'avais choisi dans le dédale des tables actuelles, et si, en outre, j'avais fait usage d'un de ces Tessas *approximatifs* qu'on trouve communément dans le commerce?

Nécessité de la suppression du Tessa.

Les calculs précédents montrent, avec la dernière évidence, qu'il est impossible de conserver plus longtemps et le mesurage en volumes, et le calcul par les degrés Tessa.

J'ai suffisamment insisté déjà sur les erreurs inhérentes au premier de ces deux usages.

Je vais maintenant résumer mes griefs contre le second, l'emploi de l'aréomètre Tessa.

1° Le calcul de la *force réelle* est défectueux.

2° Le calcul du prix de la *surforce* est également défectueux, car ses degrés ne sont point proportionnels aux quantités d'alcool.

C'est là un inconvénient que présentait aussi l'emploi de l'aréomètre Cartier, divisé, comme le Tessa, en degrés d'égale longueur, et voilà pourquoi on l'a abandonné.

« Du 12e au 13e degré Cartier, dit Gay-Lussac, il y a une différence de 7 pour 100 d'alcool pur, et du 35e au 36e degré Cartier, il n'y a plus qu'une différence de 1,6 pour 100 d'alcool pur. »

Qu'on juge par là de l'inégalité des valeurs en alcool pur de chaque degré Tessa, si l'on songe que le degré Tessa est plus grand que le degré Cartier; les tables précédentes nous permettent de montrer, en effet, que 3,54 degrés Tessa valent 4 degrés Cartier, ou que 1 degré Tessa vaut 1,13 degré Cartier.

En se bornant simplement aux degrés usuels de l'eau-de-vie des Charentes, on trouve que la valeur du degré Tessa varie depuis 2,8 jusqu'à 4,6 pour 100 d'alcool pur.

3° Aucune loi, aucune tradition ne lui attribue même un seul point fixe, tandis qu'il est toujours nécessaire d'en avoir au moins deux.

L'aréomètre Cartier a un point fixe connu ; or, voici l'appréciation qui en est donnée par différents auteurs :

« L'aréomètre Cartier n'est qu'une concurrence commerciale « sans valeur scientifique. » (Drion et Fernet.)

« L'aréomètre Cartier n'avait qu'un seul point fixe ; aussi dégé- « néra-t-il bientôt entre les mains des artistes. » (Gay-Lussac.)

Que sera-ce donc pour un instrument qui existe depuis un siècle et qui n'a pas même un seul point fixe ?

4° Il n'est autorisé ou même mentionné par aucune loi fiscale ; il est vrai qu'il n'est pas prohibé non plus, et qu'on use largement à son égard du principe souvent invoqué à tort : « Ce qui n'est pas défendu est permis. »

5° Tel qu'il est répandu dans le commerce, il est mal construit.

D'abord, il manque de sensibilité ; 1 degré Tessa occupe une longueur de tige de 6 millimètres 5 environ, dans les instruments actuellement en usage.

Le Sikes's hydrometer accuserait une même différence de densité par une longueur de tige d'au moins 20 millimètres.

Ensuite, la réunion des deux instruments, thermomètre et aréomètre, en un seul, a pour conséquence de rendre inutiles deux instruments au lieu d'un, quand un seul se casse, se fausse ou devient défectueux de quelque manière que ce soit.

6° Il ne suit point la loi si simple et si rationnelle du système décimal et légal.

7° Il n'est jamais vérifié, ni même susceptible de vérification. L'alcoomètre Centésimal, au contraire, par des pesées à la balance hydrostatique, est facilement vérifiable ; et s'il n'est point vérifié, c'est un tort qui ne saurait excuser celui du Tessa de ne l'être pas davantage.

Le thermomètre doit également être vérifié chaque hiver, par immersion dans la neige ou la glace fondantes.

Les thermomètres Réaumur, dont le réservoir à mercure sert de lest au Tessa, sont sujets, comme tous les thermomètres récemment construits, au déplacement de leurs degrés ; aussi n'est-il pas rare de voir, après une ou deux années, des thermomètres différer de 1, 2 et même 3 divisions.

8° On achète au Tessa et l'on revend au Centésimal. Pourquoi deux poids et deux mesures dans son propre pays ?

9° Pas un aréomètre Tessa n'arrive fermé à Cognac ; on ne le ferme qu'au moment de la vente, après l'avoir lesté, de façon à ce qu'il soit « *ajusté* » au gré de l'acheteur, c'est-à-dire JUSTE, FORT ou FAIBLE.

Du reste, parmi les constructeurs de Tessa, qui en général ne sont pas des constructeurs scientifiques, il en est peu qui se gênent pour dire hautement : « Je ferai un Tessa sur commande, aussi « faux, aussi insensé qu'on pourra le désirer, et cela sans m'en- « gager à rien, puisque ces instruments ne sont soumis à aucune « loi, à aucune vérification. »

10° Quand on le ferme, on ne fixe, en général, qu'un seul point, au-dessus et au-dessous duquel il y a erreur possible.

Nécessité de l'unité et de la vérification des Aréomètres.

Les considérations précédentes nous indiquent clairement le remède, par cela même qu'elles montrent clairement l'erreur.

Allons-y donc hardiment et de l'avant ! Sacrifions ces pauvres Tessas, ces Tessas si chers à la routine, si complaisants et si précieux pour les uns, si trompeurs pour les autres.

Brisons-les impitoyablement chez les négociants, chez les bouilleurs de crû ou de profession.

Bannissons de tout acte commercial ces inutiles instruments qui n'ont jamais mérité le nom de MESURES, et n'abandonnons plus enfin au hasard la fabrication d'une quelconque de nos unités de mesure.

Mais si l'on n'avait énergiquement aboli les anciennes, nous en serions réduits encore aujourd'hui à dire :

Pour les longueurs : *toise, pied, pouce, ligne, brasse, empan,* etc. ;

Pour les volumes des solides : *toise, pied, pouce* et *ligne cube, solive, voie, corde,* etc. ;

Pour les volumes des fluides : *muid, velte, pinte, boisseau, setier,* etc. ;

Pour les surfaces : *arpent, corde, perche, boisselée, latte, journal, journée,* etc. ;

Pour les poids : *livre, once, gros et grains.*

Et ces mesures varieraient d'un pays à l'autre !

Enfants, nous gémirions encore sous la férule du maître chargé du soin de nous apprendre la laborieuse opération qui s'appelait la *multiplication des nombres complexes*.

La Convention n'a oublié les instruments destinés à la mesure des densités que parce qu'ils n'étaient pas usuels, que parce qu'ils n'existaient que dans quelques rares cabinets de physique ou dans quelque recoin obscur du laboratoire d'un alchimiste.

La Chimie n'était point, à cette époque, ce qu'elle est aujourd'hui; elle était à peine naissante sous la main de l'illustre et malheureux Lavoisier.

L'Alchimie, sa folle mère, ridiculisée, bafouée, persécutée pendant dix siècles, en était à son dernier et laborieux enfantement, mais restait néanmoins plus vivante que jamais dans l'esprit de ceux qui, par leurs découvertes, lui avaient porté le plus rude et dernier coup : témoin Priestley.

Qu'avait-on alors besoin de vérifier les instruments de ceux qu'on prenait pour des sorciers ?

L'Industrie et le Commerce n'avaient pas pris ces prodigieux développements d'aujourd'hui.

Ces nouvelles sources de prospérité n'étaient point connues, peut-être pas même soupçonnées ! La Convention n'avait donc pas à s'en occuper.

C'est nous qui, en dirigeant notre activité vers elles, avons un peu versé dans la vieille ornière, en ne profitant pas des réformes utiles de nos devanciers.

La routine et l'ignorance nous y retiennent malheureusement encore; mais dès qu'aura passé le souffle de l'instruction, toutes ces vieilleries disparaîtront comme par enchantement.

Non ! on n'a point encore osé abandonner ses vieilles et chères habitudes. A-t-on seulement osé essayer les nouveaux procédés ?

« Nos aïeux ont fait leur fortune, et ils agissaient ainsi ; pour-
« quoi ferions-nous autrement ? » Telle est la seule raison qu'on donne et qu'on répète journellement !

On ne résiste pas ouvertement à l'introduction des méthodes que je propose; mais enfin on oppose une résistance passive, force d'inertie que je ne cesserai de combattre, ne fût-ce que pour éprouver l'âpre plaisir de la lutte contre l'ignorance humaine, mère des disputes et des haines.

« Il faudrait, dit-on encore, que le Gouvernement fût saisi de cette question. »

Rien de plus simple : que l'Assemblée nationale prenne l'initiative de la demande de législation de l'alcoométrie !

L'occasion est favorable. Une commission internationale s'est réunie à Paris (octobre 1872) et a proclamé hautement l'excellence de notre système métrique, décimal et légal des poids et mesures.

On va même fondre bientôt, s'ils ne le sont déjà, les *mètres* et *kilogrammes* prototypes qui seront distribués à chaque pays adhérant aux résolutions du congrès.

En ce moment où les savants de tous les pays affirment, par leur présence seule à Paris, l'universalité de notre système, en ce moment où les peuples du monde entier sont disposés à l'accepter comme une merveille de simplicité et de raison, il est impossible qu'on oublie d'y rattacher la vérification des instruments destinés à la mesure des densités des liquides en général, et de l'alcool en particulier ; car ces instruments ne sont autre chose que des poids et des balances.

Un tel oubli serait une injure au souvenir de Méchain, Delambre, Monge, Biot, Arago, Gay-Lussac, et de tant d'autres savants français.

Après tant et de si cruelles humiliations, nous avons vu l'élite des savants, la partie la plus noble et la plus intelligente de tous les peuples, venir à son tour chez nous, comme pour faire contraste à la force brutale, pour nous consoler de nos malheurs, en nous montrant que nous sommes encore à la tête des nations par les conquêtes de l'esprit, pour nous relever de nos défaillances, en nous rappelant que notre pays est le berceau des grandes découvertes qu'elle vient emprunter, et pour nous honorer, enfin, de ses sympathies, en établissant avec nous des relations scientifiques, les seules durables, les seules pacifiques qui soient au monde !

Et nous négligerions une pareille occasion ! Profitons-en, au contraire, pour prouver que nous savons être conséquents avec nous-mêmes. Faisons rentrer tout ce qui est mesure dans l'ordre admirable de notre système décimal ; abandonnons résolûment ces Tessas d'un autre âge, pour donner uniquement à l'alcoomètre français la suprématie qui lui appartient ; et, surtout, n'allons pas nous montrer arriérés vis-à-vis de quelques autres nations, des Suédois, par exemple, qui depuis un demi-siècle n'emploient que notre alcoomètre, parce qu'ils en ont appris l'excellence de la bouche même d'un de leurs illustres savants, Berzélius.

Je suis intimement persuadé que la commission internationale du mètre s'occuperait de cette question des aréomètres comme elle s'est occupée du mètre ; et, à coup sûr, c'est encore chez nous qu'elle prendrait ses modèles : le volumètre ou le densimètre de Gay-Lussac pour les liquides en général, et son alcoomètre pour l'alcool, tels sont les seuls instruments qui seraient pris pour types universels.

Mais nous n'avons point la prétention d'imposer nos aréomètres aux autres peuples, et les savants français peuvent s'occuper exclusivement pour nous, de la réglementation des alcoomètres.

On m'a bien déjà objecté le refus apporté autrefois (1858) à cette question par l'Académie des sciences. Mais alors on sentait moins qu'aujourd'hui le besoin d'une réforme ; les droits étaient moins élevés ; la France ne produisait ni n'exportait ces millions d'hectolitres de spiritueux, source insondable de revenus pour le Trésor public.

Les constructeurs de ces instruments étaient moins nombreux et, peut être aussi, plus scrupuleux sur l'exactitude de ce qu'ils fabriquaient.

M. Pouillet n'avait-il point enfin proposé, dans son mémoire, un alcoomètre trop compliqué ?

Cet aréomètre était à degrés égaux. Pourquoi ne prendrait-on pas le volumètre de Gay-Lussac, qui est aussi à degrés égaux et plus rationnel ?

Les meilleurs constructeurs de Paris ne se plaindraient pas de la vérification complète des aréomètres ; car les vrais constructeurs scientifiques refuseraient de faire des mesures inexactes, quelles qu'elles fussent, alcoomètres ou autres, avec autant d'indignation que si on leur proposait de battre fausse-monnaie.

J'aurai occasion de revenir plus loin sur cette question de vérification des aréomètres et d'en donner les moyens.

En résumé, tout porte à croire que ces pressantes réformes que je demande, et que réclament avec moi tous ceux qui ont souci de l'exactitude scientifique des rapports commerciaux en France et à l'étranger, seront examinées et adoptées par la France d'abord, et ensuite par tous les pays civilisés.

SIKES'S HYDROMETER.

L'hydromètre de Sikes est principalement en usage en Angleterre et dans les colonies anglaises. La ville de Cognac, faisant avec ces pays un commerce considérable, est souvent obligée d'exprimer les quantités d'alcool vendues en unités anglaises, c'est-à-dire le volume en *gallons* et le degré en *esprit de preuve*.

Il n'est donc pas inutile d'examiner en détail cet instrument ; nous jugerons mieux, par comparaison, si nous avons à lui faire quelque emprunt, ou bien si nous devons nous contenter de garder notre alcoomètre tel qu'il est aujourd'hui.

L'unité choisie en Angleterre n'est point le centième d'alcool pur, mais le *centième d'un alcool* à 57 degrés centésimaux environ, appelé *Proof Spirit*, esprit de preuve.

La définition de l'esprit de preuve est donnée par un acte du Parlement, en date du 2 juillet 1816.

C'est un esprit tel que, à la température de 51 degrés Fahrenheit, 13 volumes de cet esprit pèsent autant que 12 volumes d'eau à la même température.

Le liquide spiritueux est dit *over proof* ou *under proof*, selon qu'il est au-dessus ou au-dessous de preuve.

Le degré *over proof* ou *under proof* est exprimé en centièmes d'esprit de preuve. On dit, par exemple, 13 pour 100 au-dessus de preuve, 12 pour 100 au-dessous de preuve; ce qui signifie que le liquide peut donner les 113 centièmes ou les 88 centièmes de son volume en esprit de preuve.

L'instrument qui sert à apprécier la quantité d'esprit de preuve, appelé *hydromètre,* est un aréomètre dont la tige est divisée en dix parties égales, subdivisées en dixièmes.

La graduation est descendante. C'est le contraire de ce qui a lieu pour les instruments destinés à évaluer les densités des liquides plus légers que l'eau (sauf le densimètre).

Il est en cuivre doré; la tige est fine, et le renflement relativement considérable lui donne une grande sensibilité.

Chaque boîte renfermant l'hydromètre est munie d'un thermomètre Farhenheit, et souvent aussi de deux règles à calcul, l'une pour la correction du degré, l'autre pour le calcul du prix.

Il y a, en outre, neuf poids additionnels marqués des chiffres 10, 20, 30......, 90, et un dixième poids additionnel appelé *chapeau,* qui sert à la vérification de l'instrument.

La boîte est accompagnée d'un volume renfermant les instructions pour la pratique de l'instrument et les tables des forces à toutes températures.

Pour peser un liquide, on choisit le poids additionnel de telle sorte que l'affleurement du liquide ait lieu dans la course de la partie divisée de la tige.

C'est donc un instrument qui, par sa tige graduée et les poids variables qu'on ajoute, participe à la fois des aréomètres à poids constant et des aréomètres à poids variable.

L'avantage d'une telle disposition, c'est de donner avec une tige de 6 centimètres de longueur, et avec la même sensibilité, les indications que donnerait une tige dix fois plus longue, ou de 60 centimètres de longueur.

Quoique l'hydromètre soit divisé en degrés égaux, on ne commet pas, par son emploi, les erreurs inhérentes à l'emploi des Tessa, Cartier et autres à degrés égaux ; c'est que, dans l'application, le prix de surforce n'est pas payé proportionnellement à ses indications, mais bien d'après une table très longue et très minutieusement dressée.

Les poids additionnels sont réglés de telle sorte que l'affleurement ayant lieu au point 0 avec un poids, il ait lieu au point 10 avec le poids additionnel immédiatement inférieur.

Le poids additionnel 90 fait affleurer la tige au point 10 dans l'eau pure à 51 Fahrenheit.

Dans l'esprit de preuve à 51 Fahrenheit, le poids additionnel 60 fait affleurer à 0,8 division.

Le chapeau sert à vérifier l'instrument ; il faut que, placé sur la tige, quand on emploie le poids additionnel 60, il la fasse affleurer, dans l'eau distillée à 51 Fahrenheit, à la division 0,8. Il représente donc la surcharge nécessaire pour que, dans l'eau et dans l'esprit de preuve à 51 Fahrenheit, l'affleurement ait lieu au même point ; ou bien, c'est la différence de poids de l'eau pure et de l'esprit de preuve pour un volume égal à celui de la partie immergée.

Les Anglais, comme on voit, ont choisi une unité sur laquelle il n'est pas facile de tomber juste, si la définition donnée par acte du Parlement doit être rigoureusement prise à la lettre ; mais enfin c'est une *unité définie,* qui permet de retrouver un point fixe ; le deuxième point fixe est donné, avons-nous dit, par l'eau distillée. Ces deux points fixes donnent à cet instrument, sous le rapport de la justesse, une certaine valeur qu'on chercherait en vain dans l'aréomètre précédent, qui n'a pas même un point fixe.

Pour se servir de cet instrument, on lit le point d'affleurement obtenu avec le poids additionnel convenable ; on ajoute au chiffre marqué sur le poids additionnel le nombre de divisions émergentes ; on obtient la température par le thermomètre Fahrenheit.

Puis on cherche dans la table la page portant en tête la température, et dans cette page le nombre précédent ; en face est la quantité pour 100 au-dessus ou au-dessous de preuve.

Comme on le voit, il y a, dans l'emploi de cet instrument, une complication plus grande que dans celui des autres aréomètres. L'emploi des poids additionnels et d'une table occupant cent pages d'un in-octavo viennent ainsi largement contre-balancer les avantages résultant de la petitesse de sa tige et de sa sensibilité ; enfin, inconvénient d'un autre ordre, il coûte de 70 à 100 francs au moins ; et si on le laisse tomber, il ne se casse pas, puisqu'il est métallique, mais le renflement est déformé, et alors le résultat est le même, sinon pire, que si on l'avait cassé : l'instrument est faux.

Correspondance entre l'Hydromètre anglais et l'Alcoomètre Centésimal.

Il existe un certain nombre de tables donnant en degrés anglais la valeur des degrés centésimaux et réciproquement, mais bien peu sont d'accord; une seule est exacte, d'après la définition de l'acte du Parlement, en date du 2 juillet 1816 : c'est celle de MM. Ruau et Salleron, basée sur le calcul des densités, et publiée en 1860.

Cette table fait correspondre, avec raison, l'esprit de preuve anglais à 51 Fahrenheit avec 57,2 centésimaux à 15 centigrades.

En effet, d'après Isidore Pierre, la densité de l'eau

à 10 degrés est......................	0,999743
à 11 degrés, elle est..................	0,999648
à 10°,55 = 51 Fahrenheit, elle sera.....	0,999695

12 litres, à cette température, pèseront 11^{kg},99634.

1 litre d'esprit de preuve pèsera $\frac{1}{13}$ de ce poids, ou 0,9227923.

La force apparente en centésimaux, à cette température, est 55^{Cx},576.

La force réelle à 15 centigrades est 55,576 $\times$ (15 — 10,55) 0,365, ou enfin 57^{Cx},2.

La réciproque de cette table se calculera facilement.

Voici la table de MM. Ruau et Salleron :

TABLE IV.

Conversion des richesses en alcool pur en richesses en esprit de preuve.

RICHESSES		RICHESSES		RICHESSES		RICHESSES	
en alcool pur.	en esprit de preuve.	en alcool pur.	en esprit de preuve.	en alcool pur	en esprit de preuve.	en alcool pur.	en esprit de preuve.
1	1.6	26	44.8	51	88.5	76	132.3
2	3.3	27	46.5	52	90.3	77	134.0
3	5.0	28	48.3	53	92.2	78	135.7
4	6.6	29	50.0	54	94.1	79	137.3
5	8.3	30	51.9	55	95.9	80	139.2
6	10.0	31	53.7	56	97.8	81	141.0
7	11.7	32	55.4	57	99.6	82	142.8
8	13.3	33	57.2	58	101.6	83	144.7
9	15.0	34	59.0	59	103.4	84	146.5
10	16.7	35	60.7	60	105.2	85	148.3
11	18.4	36	62.4	61	106.9	86	150.1
12	20.2	37	64.1	62	108.7	87	152.0
13	21.9	38	65.8	63	110.5	88	153.8
14	23.6	39	67.5	64	112.2	89	155.6
15	25.3	40	69.2	65	113.9	90	157.4
16	27.1	41	70.9	66	115.6	91	159.2
17	28.8	42	72.6	67	117.3	92	161.1
18	30.5	43	74.3	68	119.0	93	162.9
19	32.2	44	76.0	69	120.7	94	164.7
20	34.0	45	77.6	70	122.3	95	166.5
21	35.9	46	79.3	71	124.0	96	168.3
22	37.6	47	81.0	72	125.7	97	170.2
23	39.4	48	82.9	73	127.3	98	.....
24	41.2	49	84.8	74	129.0	99	.....
25	43.0	50	86.6	75	130.7	100	.....

TABLE V.

Conversion des richesses en esprit de preuve en richesses en alcool pur.

RICHESSES		RICHESSES		RICHESSES		RICHESSES		RICHESSES	
en esprit de preuve.	en alcool pur.	en esprit de preuve.	en alcool pur.	en esprit de preuve.	en alcool pur.	en esprit de preuve.	en alcool pur.	en esprit de preuve.	en alcool pur.
1	0.6	36	21.1	71	41.1	106	60.5	141	81.0
2	1.2	37	21.7	72	41.7	107	61.0	142	81.6
3	1.8	38	22.2	73	42.3	108	61.6	143	82.0
4	2.4	39	22.8	74	42.8	109	62.2	144	82.6
5	3.1	40	23.4	75	43.4	110	62.7	145	83.2
6	3.6	41	23.9	76	44.0	111	63.3	146	83.7
7	4.2	42	24.6	77	44.6	112	63.9	147	84.3
8	4.8	43	25.1	78	45.2	113	64.3	148	84.8
9	5.4	44	25.7	79	45.8	114	64.9	149	85.3
10	6.0	45	26.3	80	46.4	115	65.5	150	85.9
11	6.6	46	26.8	81	47.0	116	66.1	151	86.4
12	7.2	47	27.4	82	47.6	117	66.7	152	87.0
13	7.8	48	27.9	83	48.1	118	67.3	153	87.6
14	8.4	49	28.4	84	48.6	119	68.0	154	88.1
15	9.0	50	29.0	85	49.1	120	68.6	155	88.6
16	9.6	51	29.6	86	49.7	121	69.2	156	89.2
17	10.2	52	30.1	87	50.2	122	69.8	157	89.7
18	10.8	53	30.6	88	50.8	123	70.4	158	90.3
19	11.4	54	31.2	89	51.3	124	71.0	159	90.8
20	12.0	55	31.8	90	51.8	125	71.6	160	91.4
21	12.5	56	32.3	91	52.4	126	72.2	161	91.9
22	13.1	57	32.9	92	52.8	127	72.8	162	92.5
23	13.7	58	33.4	93	53.3	128	73.4	163	93.0
24	14.3	59	34.0	94	53.9	129	74.0	164	93.6
25	14.9	60	34.6	95	54.4	130	74.6	165	94.1
26	15.5	61	35.2	96	55.0	131	75.2	166	94.7
27	16.1	62	35.8	97	55.6	132	75.8	167	95.2
28	16.6	63	36.4	98	56.2	133	76.4	168	95.8
29	17.2	64	36.9	99	56.7	134	77.0	169	96.3
30	17.8	65	37.6	100	57.2	135	77.6	170	96.9
31	18.3	66	38.1	101	57.8	136	78.2		
32	18.9	67	38.7	102	58.3	137	78.8		
33	19.4	68	39.3	103	58.9	138	79.4		
34	20.0	69	39.9	104	59.4	139	79.9		
35	20.6	70	40.5	105	60.0	140	80.5		

Calcul de la densité au moyen du degré. — Examen de quelques hydromètres.

Les hydromètres peuvent porter le poids additionnel en dessous de la boule ou à la partie supérieure de la tige.

J'ai examiné différents hydromètres de chaque sorte; je vais indiquer le moyen de les vérifier par le poids et de calculer la densité du liquide, connaissant le poids additionnel et le point d'affleurement.

HYDROMÈTRE DE JOSEPH LONG.

Les poids additionnels ont la forme de disques percés d'un trou en leur milieu et d'une échancrure; la distance des bords de celle-ci est plus petite que le diamètre du trou.

Pour adapter le poids, on fait passer par l'échancrure la portion supérieure de la petite tige conique placée sous la boule. Le poids est arrêté par une seconde boule qui termine l'instrument. (Voir planche III, un hydromètre anglais, $\frac{15}{17}$ de grandeur naturelle.)

Poids de l'instrument		27gr240
Poids du chapeau		2,597
Poids additionnels	10	0,627
	20	1,257
	30	1,912
	40	2,575
	50	3,257
	60	3,972
	70	4,695
	80	5,421
	90	6,185

Vérification de l'instrument.

La température étant 51 Fahrenheit et l'instrument chargé du poids additionnel 60, nous le plongeons dans l'esprit de preuve; le poids total du système et, par suite, celui du spiritueux déplacé $= 27^{gr},240 + 3,972 = 31^{gr},212$.

Le volume du spiritueux $= \frac{31,212}{0,92279}$.

Ajoutons le chapeau, qui pèse $2^{gr},597$, et plongeons dans l'eau pure à 51^{F}, le poids total du système et, par suite, celui de l'eau pure déplacée $= 33^{gr},809$.

Le volume de l'eau déplacée $= \dfrac{33,809}{0,999695}$.

Le point d'affleurement devant être le même, les volumes immergés doivent être égaux.

Donc on doit avoir $\dfrac{31,212}{0,92279} = \dfrac{33,809}{0,999695}$.

Faisant le produit des extrêmes et celui des moyens, on trouve une différence de 0,003 à 0,004, erreur tout à fait négligeable.

Détermination des densités.

Nous pouvons obtenir les trois équations d'équilibre suivantes :

1° Le volume de la boule, plus le volume du poids additionnel 60, plus le volume de 9,2 divisions $= \dfrac{33,809}{0,99969} = 33^{cmc},82$, volume de l'eau déplacée par les mêmes poids augmentés du chapeau.

2° Le volume de la boule jusqu'au trait 10, plus le volume du poids additionnel 90, est égal à $\dfrac{33,425}{0,999695} = 33^{cmc},4352$.

3° Supposons que dans l'esprit de preuve à 10°,55, le poids additionnel 60 soit remplacé par le poids additionnel 50, le point d'affleurement sera 10 divisions plus bas; c'est là une des conditions de construction de l'hydromètre. Donc le volume de la boule jusqu'au trait 10, moins le volume de 0,8 division, plus le volume du poids additionnel 50 $= \dfrac{30,497}{0,92279} = 33^{cmc},048$.

Appelons V le volume de la boule jusqu'au trait 10, v le volume d'un dixième de division, d densité du métal des poids additionnels, nous aurons les trois équations suivantes :

$$V + 92\,v + \frac{3,972}{d} = 33,820\,;$$

$$V + \frac{6,185}{d} = 33,435\,;$$

$$V - 8\,v + \frac{3,257}{d} = 33,048.$$

Effectuant, on trouve :

$$V = 32^{cmc},735 ;$$
$$v = 0^{cmc},006909;$$
$$d = 8,82671.$$

Le rapport $\frac{v}{V} = \frac{1}{4738}$ montre bien la grande sensibilité de cet instrument. Un volumètre dont chaque degré serait divisé en dix parties égales, ces subdivisions étant elles-mêmes égales en longueur à celles de l'hydromètre, aurait, quoique bien sensible, une sensibilité qui serait cependant 4,7 fois moindre que celle de l'hydromètre, car le rapport $\frac{v}{V}$ serait égal à $\frac{1}{1000}$ seulement.

Les déterminations précédentes étant faites, il devient facile de calculer la densité du liquide. Elle sera obtenue par une formule, fonction de V, du poids additionnel et du nombre de divisions émergentes.

Et comme il y a 9 poids additionnels, il faudra résoudre 9 équations, ce qui donnera lieu à 9 formules différentes.

Si l'on considère que les constantes de ces formules ont, au moins, 4 à 7 chiffres, on arrive à cette conclusion qu'il n'est d'aucune utilité pratique, dans le cas qui nous occupe, de calculer la densité en fonction du degré et réciproquement.

On peut obtenir, par exemple, de la façon suivante la formule donnant la densité en fonction du degré quand le poids additionnel est 60 :

$$32,735 + (100 - n)\, v + 0,45 = 31,212\, d,$$
$$32,735 - nv + 0,369 = 30,497\, d;$$

d'où l'on tire

$$d = \frac{4265,315 + n}{4629,93 + 0,11329\, n}.$$

IMPROVED SIKES'S HYDROMETER DRING ET FAGE.

Dans cet hydromètre, les poids additionnels ne sont pas immergés, comme cela a lieu pour le précédent. Ils sont percés d'un trou par lequel on fait passer une aiguille qui surmonte la partie supérieure de la tige.

Comme cette disposition aurait eu pour effet de trop remonter le centre de gravité, on a descendu ce dernier en plaçant le lest fixe à une plus grande distance de la boule; la longueur de l'instrument est donc un peu augmentée.

Mais ce n'est point là un grand inconvénient; cet instrument est, en somme, plus commode que ceux à poids additionnels immergés, puisqu'on n'a point, dans les tâtonnements nécessaires au choix des poids additionnels, à les retirer du liquide ni à se mouiller les doigts. Le cuivre doré de la boule et de la tige éprouve seul le contact du mélange alcoolique à peser.

On remarquera que cet instrument est plus lourd que le précédent et les poids additionnels plus légers.

Enfin, les opérations donnant la densité en fonction du degré et du poids additionnel sont beaucoup plus simples à calculer.

Poids de l'instrument		29gr206
Poids du chapeau		2,748
Poids additionnels	10	0,603
	20	1,218
	30	1,846
	40	2,485
	50	3,135
	60	3,803
	70	4,482
	80	5,178
	90	5,867

Vérification de l'instrument.

Dans l'esprit de preuve, il déplace 29gr,206 + 3gr,806, occupant

$$\frac{33,009}{0,92279}\,^{cmc}.$$

Dans l'eau distillée, il déplace 29gr,206 + 3,803 + 2,748, occupant un volume de

$$\frac{35,757}{0,999695}\,^{cmc}.$$

Ces deux volumes devant être égaux,

$$\frac{33{,}009}{0{,}92279} = \frac{35{,}757}{0{,}999695}.$$

Le produit des extrêmes ne diffère que de 0,002 de celui des moyens.

Remarquons que cette vérification, comme la précédente, ne s'applique qu'à un poids, et que les autres poids additionnels peuvent être inexacts.

Détermination des densités.

Il faut pour cela connaître le volume du renflement et celui d'une division de la tige. On l'obtiendra en posant les deux équations d'équilibre dans l'esprit de preuve et dans l'eau distillée :

$$(V + 92\,v)\ 0{,}92279 = 33{,}009,$$
$$V \times 0{,}999695 = 35{,}073.$$

Formules qui donnent :

$$V = 35^{\text{cmc}},083,$$
$$v = 0^{\text{cmc}},007468.$$

Ce qui fait que le volume du renflement égale 4580 fois celui d'une subdivision de la tige.

Les formules donnant la densité, en fonction du degré et du poids additionnel, s'obtiendront comme dans le cas précédent, mais avec une plus grande simplicité. Cependant les formules seront encore trop nombreuses et leur complication trop grande pour qu'elles puissent être de quelque utilité pratique.

Il est donc inutile de les transcrire ici.

En résumé, les hydromètres anglais, à quelque système qu'ils appartiennent, sont trop chers, trop compliqués et exigent une trop longue table de correction.

Le métal est imparfaitement mouillé par le liquide, il se dédore facilement et risque de s'oxyder, ce qui finit par les rendre inapplicables.

C'est, du reste, un inconvénient commun à tous les aréomètres métalliques, qui, selon M. Collardeau, sont « favorables à la fraude, attaquables par le mercure et par les acides, susceptibles de s'user par le frottement et de se fausser par la moindre pression. » (Explication d'une règle alcoolique et d'alliage.)

Enfin, autre inconvénient : la section de la tige est un rectangle; l'action due à la tension superficielle, que nous expliquons plus loin, est donc plus grande que si la section était un cercle de même surface; car un cercle de surface égale aurait un périmètre moindre, et nous démontrerons que la tension superficielle est proportionnelle au périmètre.

Bornons-nous donc à n'employer exclusivement les hydromètres que dans nos relations avec l'Angleterre, puisque nous ne pouvons faire autrement; ayons l'espérance qu'un jour ce pays adoptera, pour unité, le centième d'alcool pur, tout comme d'autres sont disposés à accepter les unités fondamentales de notre système métrique et décimal.

ALCOOMÈTRE CENTÉSIMAL.

Définition des liquides spiritueux et principe de l'Alcoomètre Centésimal.

On sait que l'eau-de-vie ordinaire et les alcools d'industrie ne sont autre chose que des mélanges d'eau et d'alcool absolu.

Par *eau,* nous entendons le corps de formule chimique HO, et par alcool absolu, le corps dont la composition est représentée par $C^4 H^6 O^2$.

Nous faisons, pour le moment du moins, complétement abstraction des substances ajoutées, telles que sirops et caramels, ainsi que des autres principes qui peuvent se trouver accidentellement et en quantité infiniment petite dans les spiritueux, principes sur lesquels on est bien loin d'être d'accord, car on les appelle tantôt des huiles essentielles, tantôt des aldéhydes, tantôt des éthers, sans qu'on sache au juste ce qu'ils sont.

Ces derniers principes, jusqu'à présent insaisissables par nos méthodes d'analyse chimique, font cependant, pour une certaine part, la valeur de l'alcool, car ce sont eux qui déterminent la sensation agréable ou désagréable au goût et à l'odorat.

Nous avons écrit *mélange.* N'y-a-t-il, en réalité, qu'un simple mélange ? L'élévation de température qui se produit quand l'alcool arrive au contact de l'eau est là pour nous avertir que l'alcool, ou tout au moins une certaine quantité d'alcool est entrée en combinaison avec l'eau.

On pourrait donc, plus justement peut-être, donner des mélanges spiritueux une définition comparable à celle des alliages, en disant qu'ils ne sont autre chose que la combinaison des deux corps, alcool et eau, dissoute dans un excès de l'un d'eux.

Dans ces mélanges, la valeur de l'eau est considérée comme nulle. La substance négociée, et par conséquent la seule imposable, c'est l'alcool.

Il importait donc de déterminer exactement et rapidement cette quantité d'alcool, car la valeur d'un liquide spiritueux, de saveur et d'arôme déterminés, est proportionnelle à la quantité d'alcool pur qu'il renferme.

L'alcool étant plus léger que l'eau, un aréomètre s'y enfoncera d'autant plus que le liquide sera plus riche en alcool.

Mais les quantités d'alcool pur sont loin d'être proportionnelles aux longueurs de tige dont s'enfoncent les aréomètres. C'est-à-dire que si un même instrument plongé dans divers liquides spiritueux s'enfonce, à partir des divers points de sa tige, *d'une même* longueur, 5 millimètres, par exemple, les différences en alcool pur seront loin d'être les mêmes.

Pour le prouver, expliquons préalablement ce qu'on doit entendre par *contraction*.

On sait que si l'on mélange 1 litre d'eau et 1 litre d'alcool, par exemple, le volume final ne sera pas 2 litres.

Il y a dégagement de *chaleur* et *contraction*: c'est là un fait d'expérience; par suite, la densité résultante est plus grande que la densité moyenne calculée par la méthode ordinaire des règles de mélange.

Mais cette *contraction* est loin d'être, comme on le dit habituellement (1), la seule cause de l'inégalité des divisions de la tige. « Cette explication, outre qu'elle est vague, n'est pas exacte, » dit M. Duclaux. (*Journal de Physique*, 1re année, page 201.)

En effet, en supposant qu'il n'y eût pas contraction, les divisions de l'alcoomètre iraient néanmoins en augmentant de 0 à 100.

---

(1) Voir Daguin, *Traité de physique*, 1855, p. 174.

Soient 11 vases renfermant :

$$0, 1, 2, 3, 4\ldots\ldots, 10 \text{ litres d'eau.}$$

et 11 autres renfermant :

$$10, 9, 8, 7, 6\ldots\ldots, 0 \text{ litres d'alcool absolu.}$$

Mélangeons les volumes situés l'un sous l'autre, et supposons qu'il n'y ait pas de contraction ; le volume total obtenu sera 10 litres, et le poids de chacun de ces 10 litres sera, en appelant d la densité de l'alcool absolu :

$$10^{kg}, \quad 9+d, \quad 8+2d, \quad 7+3d\ldots\ldots, \quad 10d.$$

Les densités respectives des liquides ainsi formés seront :

$$\frac{10}{10}, \quad \frac{9+d}{10}, \quad \frac{8+2d}{10}, \quad \frac{7+3d}{10}\ldots, \quad \frac{10d}{10}.$$

C'est-à-dire que les densités seront en progression arithmétique décroissante, dont le premier terme est 1, la raison $\frac{d-1}{10}$, et le dernier terme d.

Les degrés de l'instrument qui indiquerait ces densités seraient inégaux et iraient en augmentant, pour la même raison que les degrés du densimètre pour les liquides plus légers que l'eau sont inégaux et vont en augmentant.

En effet, le poids de l'instrument et, par suite, celui du liquide déplacé étant constant, le volume immergé est proportionnel au volume spécifique du liquide sur lequel il flotte.

Or, le volume spécifique est, comme on sait, l'*inverse* du poids spécifique.

Prenons donc l'inverse des termes de la précédente progression arithmétique décroissante ; nous trouverons, en effectuant les divisions, des nombres qui vont en augmentant et dont les différences vont aussi en augmentant ; car si la densité passe de 1 à 0, le volume spécifique passe de 1 à l'infini. Le volume spécifique augmente donc plus rapidement que la densité ne diminue. L'hyperbole équilatère qui serait la représentation graphique de cette relation pourrait, du reste, parler aussi clairement aux yeux.

Ainsi, il est faux de dire que l'inégalité des degrés de l'alcoomètre Centésimal provient de la contraction. Cette contraction intervient pour diminuer la différence de longueur des degrés de 0 à 54 ou 55, maximum de contraction, et, par suite, pour l'augmenter de 55 à 100. Mais, encore une fois, à supposer même qu'il n'y eût pas contraction, les longueurs des degrés alcoométriques devraient aller en augmentant de 0 à 100.

Une deuxième cause qui contribue aussi à l'inégalité des degrés, c'est la force capillaire étudiée sous le nom de *tension superficielle*. Il serait aussi également inexact de croire que la tension superficielle seule contribuât à la diminution de longueur des degrés de 0 à 20; la contraction est suffisante.

En effet, prenons les volumes spécifiques de 0 à 20 (tableau IX), leur différence va déjà en diminuant de 0 à 20; la tension superficielle n'interviendrait donc que pour rendre plus sensible cette variation.

Donc, rigoureusement, le procédé de construction que j'indiquerai plus loin n'est pas absolument sans critique; mais il est si simple et si rapproché de la vérité, qu'il est le seul réellement pratique.

Gay-Lussac, le premier, a construit un instrument donnant directement, en volumes, la quantité d'alcool pur contenue dans un mélange d'alcool et d'eau.

Cet instrument porte le nom d'*alcoomètre* Centésimal; il donne, au moyen d'une simple lecture, la *force* d'un liquide spiritueux.

La *force* d'un liquide spiritueux est le *nombre de centièmes, en volumes d'alcool pur, que ce liquide renferme à la température de 15 centigrades,* ou bien, *c'est le nombre de litres d'alcool absolu contenu dans un hectolitre de mélange spiritueux à 15 centigrades.*

L'alcool absolu à 15 centigrades est représenté par 100 centièmes ou par l'unité; il correspond à la division 100 de l'instrument.

L'eau distillée à la même température est représentée par 0.

L'espace compris entre 0 et 100 est, comme nous l'avons dit, partagé en 100 parties inégales, appelées *degrés centésimaux.*

Ces degrés se représentent par la lettre *c*, placée à droite et en haut du chiffre qui les exprime, ou bien par une fraction décimale.

Supposons que l'alcoomètre s'enfonce jusqu'au chiffre 65, cela signifie que le liquide essayé renferme les 0,65 de son volume d'alcool pur; mais cela ne veut pas dire qu'à ces 65 centièmes d'alcool pur il n'a fallu ajouter que 35 centièmes d'eau pour obtenir le volume actuel : nous avons déjà dit qu'il y a contraction.

La quantité d'alcool contenue dans un liquide spiritueux s'obtient *en multipliant le volume de ce liquide par sa force.*

Exemple. — 728 litres à 86^{Cx},4 renferment 728 × 0,864 = 628 litres d'alcool pur.

Lorsque le liquide ne sera pas à 15 degrés, il faudra toujours l'y ramener, soit par une expérience, soit (et c'est ainsi qu'on opérera toujours) par l'emploi des *tables de correction* dont nous parlerons plus loin.

Construction et graduation de l'Alcoomètre Centésimal.

Le tube aréométrique étant convenablement choisi et lesté, il faut procéder à la graduation d'un alcoomètre étalon. Pour cela, il faut avoir de l'alcool absolu et de l'eau distillée, et procéder aux opérations suivantes :

1° Marquer 0 au point d'affleurement dans l'eau pure à 15 degrés centigrades; l'instrument est lesté de telle sorte que ce point soit au bas de la tige.

2° Verser dans une série de vases distincts 10, 20, 30, 40,...., 100 centimètres cubes d'alcool absolu; puis, au moyen d'eau distillée, parfaire dans tous un volume total de 100 centimètres cubes à 15 centigrades.

3° Marquer 10, 20, 30,...., 100 aux affleurements successifs dans chacun de ces liquides à 15 degrés.

On obtiendra des points inégalement distants.

4° Diviser en dix parties égales les distances comprises entre les points obtenus; cela n'est pas rigoureusement exact, mais l'erreur est négligeable si les longueurs de tige comprises entre ces points ne sont pas très grandes.

5° Fermer à la lampe.

Dans tout mélange où il n'existera que de l'alcool et de l'eau, la force en centièmes d'alcool pur sera immédiatement donnée par la simple lecture du point d'affleurement.

Quand on a laborieusement gradué de cette façon un alcoomètre Centésimal étalon, on peut graduer les autres par comparaison, ou bien déterminer les deux points fixes extrêmes susceptibles d'être donnés par l'instrument, et partager l'espace compris en parties proportionnelles à celles de l'étalon entre ces mêmes points.

C'est un problème de géométrie élémentaire que l'on résout facilement en se rappellant que *deux droites parallèles sont partagées en parties proportionnelles par des droites concourantes.*

Mais ce procédé de graduation est sujet à bien des longueurs et à bien des incertitudes. La fabrication d'un alcoomètre étalon dans ces conditions est tellement longue et tellement difficile, que bien peu de personnes ont la constance de la mener à bonne fin. Dans tous les cas, le prix de revient est très élevé.

On se contente alors de prendre un alcoomètre réputé moins mauvais que les autres; il sert d'étalon pour en faire un second, celui-ci un troisième, et ainsi de suite; de sorte que les erreurs se multiplient.

M. Pouillet, frappé d'un pareil inconvénient, frappé surtout des écarts résultant du manque de vérification et de la difficulté de graduation de ces instruments, et pour répondre d'ailleurs à une consultation demandée à l'Académie des sciences par M. le ministre de l'agriculture et des travaux publics, sur l'opportunité qu'il y aurait à faire entrer l'alcoomètre dans la loi des poids et mesures, ajouta à son mémoire sur la *Densité de l'alcool et des mélanges alcooliques* (juillet 1859) un troisième article sur un nouveau mode de graduation des aréomètres à degrés égaux, applicable à l'alcoomètre Centésimal.

Voici comment il s'exprime à ce sujet :

« Tout le monde sait que dans leur état actuel ils sont inexacts et qu'ils ne donnent presque jamais le degré d'approximation qui conviendrait aux besoins du commerce et de l'industrie ; malgré cela, on continue à s'en servir parce qu'ils sont d'un usage commode, et peut-être aussi parce qu'on les trouve partout à des prix très modiques. Quelques constructeurs, il est vrai, ont essayé de les rendre moins mauvais en ne leur laissant que les défauts inévitables qui tiennent au mode de graduation, mais ils ont trouvé l'acheteur peu disposé à payer beaucoup plus cher un instrument qui, pour être moins mauvais, n'en restait pas moins très infidèle.

« On peut espérer qu'il en serait autrement si l'on avait une méthode rigoureuse pour construire à coup sûr des aréomètres à degrés égaux, parfaitement exacts et comparables, sans être obligé d'y employer plus de temps et de dépense que l'acheteur n'en peut payer. C'est avec cette espérance que j'ai cherché le nouveau mode de graduation dont je vais parler. »

Mais cette espérance ne s'est point encore réalisée. L'alcoomètre n'est pas mieux construit que par le passé, et l'on attend encore sa vérification.

Depuis l'époque où M. Pouillet écrivait ces lignes, c'est-à-dire depuis seize ans, on n'a pas même l'air de s'être occupé de cette question; les soucis de la politique ont fait oublier bien des lois d'affaires, et les nécessités budgétaires ont pu faire doubler les droits sur les alcools, sans que l'unité de mesure adoptée fût soumise à une vérification légale.

Il est donc juste de reprendre cette question délaissée depuis si longtemps, délaissée à ce point qu'un des constructeurs de Paris des plus compétents me disait un jour : « Vous allez donner un grand coup de pied dans l'eau; cette question a déjà été traitée, et on a décidé que la vérification n'aurait pas lieu. » Il est temps enfin de supplier les hommes compétents de la science et du Gouvernement (car cette question est complexe) de méditer sur les réformes devenues aujourd'hui nécessaires, en présence du manque absolu de contrôle, contre lequel, depuis bien longtemps, les constructeurs sérieux s'élèvent avec force.

Quelles sont les raisons qui furent opposées à M. Pouillet par l'Académie des sciences? Je ne les connais pas; mais, à coup sûr, on dut critiquer la méthode qu'il proposait, comme étant trop longue, trop minutieuse, et, par suite, inapplicable dans la pratique (1).

---

(1) J'apprends, au moment de faire mettre sous presse, que la complication de la méthode de Pouillet ne fut pas le principal argument opposé par l'Académie à la vérification des alcoomètres.

« La grande objection qui fut faite par l'Académie à l'établissement du contrôle des instruments de verre servant au pesage des spiritueux, c'est que, dit.

Voici cependant comment il appréciait lui-même son nouveau mode de graduation :

« Cette graduation se fait exclusivement au moyen de quelques pesées hydrostatiques dans de l'eau à une température connue, sans qu'il soit besoin de recourir à aucun autre liquide, ni de modifier en rien le poids de l'appareil, qui est déterminé une fois pour toutes. Ce nouveau mode de graduation pourrait être appliqué comme moyen de vérification aux aréomètres de toute espèce, qu'ils soient à degrés égaux ou inégaux. »

Mais si l'on examine de près son procédé, on voit qu'il nécessite d'assez nombreuses pesées, qu'il faut employer des chapes de suspension, des balances hydrostatiques, qu'il faut choisir des tubes de même section, qu'il faut donner des degrés de même longueur pour *tous* ces instruments, et qu'il faut enfin avoir une table particulière de concordance pour chacun d'eux.

Ne s'est-on pas imposé là plus de conditions qu'il n'est nécessaire pour obtenir un alcoomètre très exact en pratique, et dont l'erreur maxima n'atteindrait jamais une juste tolérance accordée par la vérification ?

---

le rapporteur de l'Académie des sciences, un alcoomètre faux ne pourrait pas sans peine être saisi par la justice comme pièce de conviction, tant il est facile, seulement en le laissant tomber, d'anéantir le corps du délit. C'est là sans doute une difficulté, mais tout à fait secondaire, et dont un bon règlement de police aurait, pensons-nous, facilement raison. Dans tous les cas, elle n'a pas empêché le Gouvernement prussien de décréter le contrôle légal des instruments servant au pesage des spiritueux, et — coïncidence assez bizarre ! — au moment même où l'Académie des sciences de Paris déclarait ce contrôle illusoire et impossible à réaliser ; car une loi, promulguée à la fin de 1861, dispose que « désor« mais nul ne pourra se servir en Prusse, dans la vente des boissons alcooliques « d'une force stipulée par les contractants, que d'alcoomètres et de thermomè« tres contrôlés par une des autorités prussiennes présidant au jaugeage, aux « poids et aux mesures. »

« Cette leçon ne doit pas rester perdue pour l'industrie française, si elle veut se débarrasser une bonne fois pour toutes de ces instruments inexacts qui encombrent le marché, faussent les relations industrielles et suscitent une foule de contestations et de procès ; il faut qu'elle prenne l'initiative d'une réforme indispensable, puisque le Gouvernement français, à l'encontre de celui de Prusse, semble vouloir se désintéresser dans une question pourtant si intéressante pour le fisc aussi bien que pour les contribuables, et qu'elle réclame les garanties que ne peuvent leur refuser ceux qui ont charge et souci de la fortune publique. » (Collardeau-Vacher. Extrait de la *Sucrerie indigène* du 20 mai 1872.)

C'est du moins ce que j'ai pensé. Je me suis donc proposé de construire plus simplement encore l'alcoomètre Centésimal, en adoptant comme base de la graduation les nombres que je donne plus loin au tableau des densités, nombres provenant exclusivement, par un simple calcul, de ceux que Gay-Lussac donne dans l'*Instruction pour l'usage de l'alcoomètre Centésimal*, page 17.

Ils sont généralement d'accord avec ceux que consigne M. Pouillet dans son mémoire ; et l'on est convaincu à l'avance qu'il n'y a aucune raison de suspecter ces derniers, surtout après ses expériences personnelles, ses recherches et ses discussions si minutieuses sur les travaux de Lowitz, Blagden, Gilpin, Tralles et Gay-Lussac.

Nouveau mode de graduation.

Supposons un tube parfaitement cylindrique, de poids p, long de $1^m,30$, de section égale à 0,1 centimètre carré, fermé et lesté à l'une de ses extrémités ; supposons que, plongé dans l'eau pure à 4 degrés, il s'enfonce exactement de 1 mètre.

Dans un liquide où il s'enfoncerait de 101, 102, 103, 104,...., N centimètres, la densité serait $\frac{100}{101}$, $\frac{100}{102}$, $\frac{100}{103}$, $\frac{100}{104}$, ..., $\frac{100}{N}$.

C'est là le principe de la graduation du volumètre de Gay-Lussac.

Pour qu'il marque les densités d, d', d''..... du tableau VIII, il faudra qu'il s'enfonce de $\frac{100}{d}$, $\frac{100}{d'}$, $\frac{100}{d''}$..... En effectuant les calculs, on trouve pour quotients les volumes spécifiques, avec la virgule avancée de deux rangs, puisque le volume spécifique n'est autre chose que $\frac{1}{d}$.

Si donc on traçait sur la tige, et à partir du bas du lest, des traits indiquant les diverses longueurs ainsi obtenues (tableau IX), on aurait une tige partagée proportionnellement aux degrés de l'alcoomètre Centésimal de Gay-Lussac.

Au lieu de tracer ces traits sur la tige, prenons une feuille de papier, et portons sur une droite, à partir d'un même point, des longueurs proportionnelles à $\frac{1}{d}$, nous aurons encore une échelle partagée proportionnellement aux degrés centésimaux.

Nous n'aurons pas à nous occuper des 100 premiers centimètres puisqu'ils appartiennent à la carène.

(Nous appelons *carène* le volume ordinairement renflé de l'alcoomètre au-dessous de la dernière division inférieure de la tige.)

Doublons, triplons ensuite, si nous le voulons, les dimensions de cette échelle, elle sera toujours partagée en parties proportionnelles aux degrés centésimaux et pourra nous servir à graduer toute tige cylindrique, entre tel ou tel degré, d'après la méthode précédente.

Nous sommes déjà dispensés, par ce moyen, de graduer directement un alcoomètre étalon, en même temps que nos points sont déterminés avec une précision mathématique.

Reprenons le tube précédent; au lieu de donner à la carène : longueur 100 centimètres, section $0^{cmq},1$, nous pouvons lui donner : longueur 10 centimètres, section 1 centimètre carré.

Le volume sera resté le même, la tige conservera la même graduation, et l'instrument se rapprochera davantage de la forme usitée.

A côté de la graduation précédente, portons, à partir du point 100 centimètres, des longueurs de 1, 2, 3, ..., 25, ..., 30 centimètres, nous aurons exactement le volumètre de Gay-Lussac. Ce volumètre, divisé en degrés égaux, est d'une graduation facile et d'un usage avantageux en pratique. En effet, ses indications donnant le *volume spécifique,* on obtiendra le volume d'un liquide en en multipliant le poids par l'indication du volumètre.

La mesure du volume par le degré volumétrique et le poids en kilogrammes est d'une simplicité sans pareille et applicable à tous les liquides. J'ai construit ainsi plusieurs volumètres pour des propriétaires qui devaient vendre leur vin au poids. Chose curieuse, le vin, beaucoup moins cher et beaucoup moins dilatable que l'alcool, se vend au poids depuis déjà un certain temps, alors que l'alcool, plus précieux, plus volatil, continue à se vendre au volume !

Il me paraît utile d'exiger, dans tous les aréomètres possibles, la graduation volumétrique parallèlement à la graduation propre de l'instrument. Ce serait un perfectionnement avantageux et un moyen de vérification, sans être une difficulté de plus dans la graduation. Un grand nombre de Tessas portent bien la graduation centésimale de Gay-Lussac, et les alcoomètres Centésimaux portent souvent encore parallèlement les graduations de Cartier et de Gay-Lussac.

Or, toutes ces graduations à degrés égaux n'ont plus maintenant de raison d'être ; une seule est rationnelle et suffit, c'est la graduation volumétrique.

Dans l'industrie des liquides les plus divers, alcools, éthers, vins, sirops, acides, glycérines, huiles, pétroles, sulfocarbonates, etc., etc., il serait tout aussi rationnel, tout aussi simple d'employer le volumètre à la place du densimètre.

Les volumètres étant divisés en degrés égaux sont plus faciles à construire que les densimètres, et permettent de passer aussi facilement du poids au volume. Le cas le plus défavorable à l'emploi du volumètre, pour la rapidité des opérations, serait celui où l'on n'aurait affaire qu'à des liquides dont la densité est plus grande que 1 ; il semble, en effet, qu'il y a plus de simplicité à faire la division du poids par la densité qu'à faire la multiplication de ce même poids par le volume spécifique, car la densité est alors exprimée par 1, suivi d'un ou de deux chiffres assez faibles ; et avec un tel diviseur on n'hésite pas un seul instant à poser le chiffre du quotient, tandis que pour arriver au même résultat par le volume spécifique, on aurait pour multiplicateur un nombre composé de chiffres tels que 9 et 8.

Si maintenant on veut passer du volume au poids, il sera plus simple d'employer la densité, car on aura à effectuer une multiplication moins longue, en général, que la division qui conduirait au même résultat.

On devra donc savoir choisir, suivant le cas, suivant l'industrie, l'opération présentant le plus de simplicité, surtout lorsque cette opération devra être répétée un grand nombre de fois.

Mais dans tous les cas, même pour l'alcool, un flotteur portant la double graduation *densimétrique* et *volumétrique* pourra remplacer tous les aréomètres à degrés égaux imaginés jusqu'ici.

Comparabilité des Aréomètres.

Il est facile de démontrer que pour que deux aréomètres à *degrés égaux* soient comparables, il faut que le volume d'une des divisions de la tige soit une fraction constante du volume de la carène.

La valeur de cette fraction est tout à fait arbitraire; M. Pouillet la choisit $= \frac{1}{200}$.

N'est-il pas plus simple de prendre ce rapport $= \frac{1}{100}$, comme dans le volumètre?

Les degrés de son instrument devaient avoir une longueur uniforme de 4 millimètres, ce qui correspond à 8 millimètres pour les degrés volumétriques. C'est encore là une difficulté de plus; mais il n'en est pas de même si l'on impose à ce degré volumétrique une longueur minima qu'on sera toujours libre de surpasser, sans jamais la diminuer, car alors on diminuerait la sensibilité de l'instrument.

Les tiges de ses instruments devaient avoir de 4 à 7 millimètres de diamètre; ce sont des dimensions convenables au-dessous desquelles, en général, on ne doit point aller; car, outre la fragilité qui en résulte, le volume de la tige diminuant, celui de la carène doit diminuer, et alors les forces de capillarité ne sont plus négligeables vis-à-vis des forces de pesanteur et de poussée.

D'ailleurs, la tension superficielle d'un liquide déterminé est relativement d'autant plus grande que la tige est plus fine. En effet, soit une tige de rayon r, et f la tension superficielle par unité de longueur.

L'instrument, qui pèse un poids P est censément surchargé d'un poids $2\,\pi r f$.

Il s'enfonce donc d'un certain volume v, de plus qu'il ne le ferait sans cette force de capillarité.

Si D est la densité du liquide,

$$2\,\pi r f = v\mathrm{D}.$$

Appelant h la longueur de tige dont s'enfonce l'instrument sous l'effet de ce poids,

$$v = \pi r^2 h;$$

d'où

$$h = \frac{2\,f}{r\mathrm{D}}.$$

Donc l'effet dû à la capillarité est inversement proportionnel au rayon ; donc, pour augmenter la sensibilité d'un instrument, on ne devra point prendre des tiges plus fines, mais des carènes plus volumineuses; en un mot, on augmentera les dimensions de l'instrument.

Détermination des points fixes.

Une difficulté semble se présenter : Comment prendre un liquide de densité $\frac{100}{120}$, par exemple? Et si on le trouve, comment éviter que la température ne varie à chaque instant, surtout avec les liquides de faible chaleur spécifique?

On surmontera facilement cet obstacle. Pour cela, il n'est point nécessaire d'avoir recours à d'autre liquide qu'à l'eau, dont la chaleur spécifique est plus grande que celle de tous les corps connus, et dont la température variera moins promptement.

De plus, il ne sera point nécessaire d'avoir recours à la balance hydrostatique, ni à tous les moyens de suspension et de lestage indiqués par M. Pouillet.

Une balance de précision ordinaire, ou un simple trébuchet pesant, au milligramme, 50 grammes dans chaque plateau, sont suffisants.

Veut-on graduer une tige depuis le chiffre 100 jusqu'au chiffre 110, on plongera l'instrument convenablement lesté dans l'eau distillée maintenue à 15 degrés centigrades ; on fera couler le long de la tige une goutte d'alcool très étendu, qui ne change point la densité de l'eau et qui détruit la force de tension superficielle de l'eau, force relativement grande par rapport à celle de l'alcool.

On marquera alors le point d'affleurement par un trait sur la bande de papier intérieure, ou bien, si l'on a un cathétomètre à sa disposition, on visera deux points de repère, le bas du lest, par exemple, et le point d'affleurement tangentiellement au ménisque.

On retire l'instrument, on le pèse sec; soit p son poids; on introduit par la tige encore ouverte un poids de mercure égal à $\frac{p}{10}$, et on plonge de nouveau l'instrument dans l'eau pure à 15; on verse le long de la tige une goutte infiniment petite d'alcool ayant approximativement pour volume spécifique 110.

On marque le nouveau point d'affleurement, ou bien on relève au cathétomètre la nouvelle position des repères précédents. Éviter les erreurs de parallaxe et, pour cela, si on le peut, employer un vase terminé par une glace plane et verticale.

On partage la distance obtenue entre les deux points d'affleurement en 10 parties égales, et l'on place, parallèlement à cette échelle, la graduation centésimale, en opérant comme il a été dit précédemment. La comparaison des deux graduations volumétrique et centésimale est représentée planche III.

Remarquons qu'en opérant avec de l'eau pure à 15 degrés centigrades, le point d'affleurement est le point 0 de l'alcoomètre Centésimal, mais n'est pas rigoureusement le point 100 du volumètre; il faut placer celui-ci à 1/12 environ de degré volumétrique au-dessous de l'affleurement dans l'eau pure à 15.

Même observation pour les autres affleurements obtenus dans l'eau à 15 par la surcharge du lest.

Si l'alcoomètre devait partir d'un degré donné au-dessus de 0, on opérerait de la même manière.

Supposons qu'il s'agisse de construire un aréomètre de 45 à 75 centésimaux.

On prendra un appareil convenablement lesté pour que, dans l'alcool à 45, il affleure au bas de la tige à peu près à 1 ou 2 centimètres au-dessus de la carène.

On pèsera alors l'instrument, qu'on trouvera de poids p; on lui ajoutera 0,06 de p, et, en le plongeant dans l'eau pure, il marquera le point volumétrique 106.

On lui ajoute 0,14 de son premier poids; on le plonge encore dans l'eau distillée, et il marque le point volumétrique 114. Relever les deux points 106 et 114 comme précédemment; mêmes précautions, mêmes corrections et même graduation.

Au lieu de s'imposer un poids déterminé de mercure comme surcharge, il est plus simple d'employer à cet effet un fil de platine de poids quelconque, pesé une fois pour toutes et servant à toutes les graduations.

Exemple. — Le poids d'un instrument avec bande de papier intérieur est 39^{gr},062.

Je le plonge dans de l'eau à 12°; l'affleurement a lieu à une distance de 138^{mm},5 du bas du lest.

J'ajoute un fil de platine terminé en crochet et pesant $1^{gr},928$; l'affleurement dans l'eau à la même température a lieu à 260^{mm} du fond.

Pour trouver la *longueur* du degré volumétrique, je n'ai pas à m'occuper de la température, pourvu que je ne change pas le poids de l'instrument, que la température soit la même dans les deux expériences et peu éloignée de 4 degrés centigrades.

Mais pour la *position* de ces degrés volumétriques, il est nécessaire d'en tenir compte; on en tiendra compte au dernier moment, quand on fixera la bande de papier dessinée.

Pour trouver le degré volumétrique auquel correspond le deuxième trait d'affleurement, on appliquera la formule :

$$\frac{P + p}{P} = \text{degré volumétrique.}$$

$$\frac{39,062 + 1,928}{39,062} = 1,04935.$$

Donc, pour 4,935 degrés volumétriques, il y a une longueur de $260 - 138,5 = 121^{mm},5$.

Longueur de 1 degré volumétrique $= \dfrac{121,5}{4,935} = 24^{mm},62$.

On peut recommencer, comme vérification, avec d'autres surcharges; si le tube est bien cylindrique, on arrive au même résultat.

Pour les alcoomètres de 50 à 100, on devra prendre comme surcharge un fil d'argent portant à son extrémité un lingot cylindrique de plomb; sans cette précaution, le tube aréométrique, une fois muni de sa surcharge, serait en équilibre instable.

Ou, mieux encore, on emploie le système des *surcharges immergées,* dont il sera question plus loin, à propos de la vérification des alcoomètres.

S'il est difficile de trouver des tubes absolument cylindriques extérieurement et sur une grande longueur, il n'en est plus de même pour des tubes de $0^{m},20$; d'ailleurs, pour un diamètre de 5 à 7 millimètres assez régulier, la différence de section est si petite qu'elle ne donne pas lieu à une erreur plus grande que celle qui peut raisonnablement être tolérée.

L'examen d'une tige sous une lumière très oblique et la mesure approximative des diamètres de ses deux bouts sont les précautions nécessaires et suffisantes pour s'assurer d'une cylindricité convenable.

Il n'est donc point besoin du calibrage préalable prescrit par M. Pouillet, et, par suite, on est dispensé de cette impossibilité pratique qu'il avait imaginée, la table de concordance qu'il fallait créer pour chaque instrument. Cette table rappelle de tous points celle que construisent les physiciens quand, pour avoir un bon thermomètre, ils procèdent au calibrage de la tige, puis à la division des intervalles en un nombre quelconque de parties égales. On dresse ensuite une table donnant la valeur des divisions en degrés centigrades et réciproquement.

Enfin, il faut donner à l'instrument une sensibilité telle, que 1 degré volumétrique occupe une longueur minima de 1 centimètre, par exemple.

On y arrivera facilement après un ou deux tâtonnements, en choisissant, à vue d'œil, la section et la longueur de la tige, puis en soudant une carène d'un volume suffisant pour que la sensibilité soit telle que 1 degré volumétrique occupe une longueur d'au moins 1 centimètre.

Si, pour le premier aréomètre qu'on construira de la sorte, on veut arriver sans tâtonnement au volume à donner à la carène, on fera le calcul suivant, qui donne ce volume; on enfoncera ensuite la carène dans une éprouvette graduée étroite renfermant du mercure, pour s'assurer, par le volume déplacé, que ce volume est bien égal à celui qui est trouvé nécessaire.

Soient :

- s, la section de la tige;
- l, la longueur à graduer;
- N, le degré volumétrique inférieur;
- N', le degré volumétrique supérieur;
- p, le poids de l'instrument;
- V, le volume de la carène pour le degré N, ou pour la densité d;
- V', le volume immergé pour le degré N', ou pour la densité d';

on aura :

$$V' = V + ls.$$

D'ailleurs,

$$d = \frac{100}{N} \text{ et } d' = \frac{100}{N'}.$$

C'est là le principe des volumètres.

Enfin, les deux positions d'équilibre donnent :

$$V = \frac{p}{d} \text{ et } V' = \frac{p}{d'};$$

d'où l'on tire :

$$V' - V = p\left(\frac{1}{d'} - \frac{1}{d}\right).$$

Remplaçant $V' - V$ et $\frac{1}{d'} - \frac{1}{d}$ par leurs valeurs :

$$ls = p\left(\frac{N' - N}{100}\right),$$

$$p = \frac{100\ ls}{N' - N}.$$

D'où enfin, en se rappelant que $V = p : \frac{100}{N}$,

$$V = \frac{N\ ls}{N' - N},$$

$$V = \frac{ls}{\frac{N'}{N} - 1}.$$

On soufflera donc une carène telle que, plongée dans l'éprouvette graduée, elle déplace *au moins* un volume V de mercure donné par cette dernière équation.

On prendra le poids de la tige et de la carène soudées, c'est-à-dire le poids de l'instrument non lesté, ou poids de la *chemise aréométrique*, comme on l'appelle; en le retranchant de $p = \frac{100\ ls}{N' - N}$, on aura le poids de mercure à introduire comme lest.

Supposons que nous voulions faire un volumètre de 100 à 110 avec une longueur de tige de 12 centimètres.

Nous conserverons 1/2 centimètre au-dessous de la graduation et 1 centimètre 1/2 au-dessus, afin de ne pas brûler le papier en fermant à la lampe.

Chaque degré occupe 1 centimètre, et

$$V = 100\, s,$$
$$p = 100\, s.$$

Ici p et V sont égaux, car le nombre qui exprime le poids est le même que celui qui exprime le volume, quand il s'agit de l'eau pure à 4°.

On préfère, en général, les carènes cylindriques, qui, en forçant le lest à se trouver plus bas, abaissent le centre de gravité de l'instrument, lui donnent plus de stabilité et permettent d'arriver plus facilement à la verticalité de la tige quand il flotte.

Mais le volume de la carène étant déterminé par la méthode précédente, il faut, si l'on veut que l'instrument se tienne verticalement, donner au volume de la carène une longueur suffisante pour que le centre de gravité soit placé au-dessous du *métacentre*, tout en s'arrangeant de façon à ce que la carène soit le moins longue possible, car elle augmente inutilement la longueur de l'instrument.

En résumé :

1° On fera imprimer à l'avance des bandes de papier portant deux graduations semblables à celles de la planche III, obtenues, la première, en portant, à partir d'un point, des longueurs proportionnelles à $\frac{1}{D}$; la seconde, en portant des quantités égales au degré volumétrique, à partir du même point, ou à peu près. Ces bandes seront de plusieurs types, de façon à convenir aux instruments de sensibilité différente.

2° On graduera l'instrument en marquant : 1° son affleurement dans l'eau pure à 4, quand il pèse p; ce sera le point volumétrique 100; 2° son affleurement dans l'eau pure à 4, quand il pèse $p +$ une fraction de p égale à $\frac{N - 100}{100}$, ou quand il pèse $\frac{N}{100} p$; ce sera le point N; on choisira, parmi les types de bandes, celui pour lequel N — 100 divisions occupent la longueur trouvée; on fixera le papier au point voulu, et l'on fermera à la lampe.

Sensibilité. — Tolérance et vérification des Alcoomètres.

Tout alcoomètre Centésimal dont le degré volumétrique n'aurait pas *au moins* 1 centimètre de longueur, et tout alcoomètre Centésimal qui ne porterait pas la graduation volumétrique parallèlement à la sienne, seraient également rejetés comme manquant de sensibilité et de facilité pour la vérification.

L'erreur maxima serait fixée à $\frac{1}{10}$ de degré volumétrique, quand ce degré volumétrique aurait une longueur de 1 centimètre;

A $\frac{1}{20}$ de degré volumétrique, quand sa longueur serait de 2 centimètres;

A $\frac{1}{30}$ de degré volumétrique, quand sa longueur serait de 3 centimètres;

A $\frac{1}{n}$ de degré volumétrique, quand sa longueur serait de *n* millimètres.

En d'autres termes, la tolérance varierait avec la sensibilité de l'instrument, de telle sorte qu'un point ne dût jamais être trop haut ou trop bas d'un millimètre.

Dans toutes les mesures, longueurs, poids, volumes, différences de niveau, alliages monétaires, etc., il y a une tolérance légale. C'est ici surtout qu'elle serait nécessaire, à cause des difficultés inhérentes à la construction de ces instruments.

Pour l'alcoomètre centésimal, le 1/5 de degré devrait toujours être appréciable; il faudrait alors partager en trois parties l'alcoomètre Centésimal complet; le premier irait de 0 à 35; le deuxième, de 34 à 70; le troisième, de 69 à 100. Les tiges seraient de longueur à peu près égale et différeraient de section, afin que sur le premier instrument le degré volumétrique occupât une longueur trois à quatre fois plus grande que sur le troisième.

Les carènes auraient, à vue d'œil, le même volume.

On pourrait, par exemple, prendre les dimensions suivantes :

	Diamètre de tige.	Longueur totale de tige	Diamètre de carène.	Longueur de carène.
De 0 à 35....	4^{mm}	180^{mm}	22^{mm}	130^{mm}
De 34 à 70...	5	180	22	130
De 69 à 100..	6	180	22	130

Les poids varieraient d'environ 40 à 37 grammes.

Les longueurs de tige graduées seraient réduites à 160 milimètres et chaque degré centésimal partagé en cinquièmes.

Pour avoir une idée des difficultés qui se présentent dans la pratique, il est nécessaire de lire l'intéressante note de M. Duclaux sur la tension superficielle. (*Journal de Physique*, t. Ier, p. 197 et suivantes.)

Rien n'est plus curieux que de répéter les expériences de M. Duclaux sur les effets de la tension superficielle dans le cas des aréomètres ; on voit ceux-ci remonter d'un centimètre quelquefois dans telle ou telle circonstance, alors même que la tige a des dimensions relativement grandes.

Qu'on juge donc de la fidélité de l'alcoomètre microscopique qui accompagne l'alambic Salleron, quand il tombe entre les mains de personnes ne sachant pas se servir de ces sortes d'instruments.

Mais en opérant, comme je l'ai indiqué, avec des dimensions et des poids convenables, l'erreur résultant de la tension superficielle est nulle ou presque nulle.

Enfin, si l'on ne gradue l'instrument que pour le liquide auquel il est destiné, c'est-à-dire, dans le cas actuel, pour l'alcool, et si l'on en restreint l'emploi à ce seul liquide, on arrive à des déterminations d'une justesse rigoureuse et d'une rapidité infiniment plus grande que par toute autre méthode.

J'ai construit, sur ces principes, un certain nombre d'alcoomètres parfaitement comparables, et quoique je ne sois qu'un constructeur assez malhabile, il ne m'a fallu que bien peu de temps pour les faire.

La vérification des aréomètres et des alcoomètres se fera d'après les mêmes principes.

Tous, quels qu'ils soient, devraient toujours avoir, avons-nous dit, la graduation volumétrique ou densimétrique, afin d'en rendre la pratique et la vérification plus faciles.

I. Pour les aréomètres destinés aux liquides plus lourds que l'eau :

a) Opérer comme l'indique M. Chancel. (*Précis d'analyse chimique quantitative*, 2e édition, p. 47.)

On fait immerger l'instrument à des degrés différents dans un seul et même liquide, l'eau distillée. Il n'y a, pour cela, qu'à en faire varier le poids convenablement. « S'agit-il de constater l'exactitude de la division qui correspond à la densité 1,25, par exemple ? Il suffira d'examiner si l'instrument s'enfonce dans l'eau jusqu'à cette division, quand on lui donne un poids p qui soit à son poids initial P comme 1 est à 1,25 ; un aréomètre dont le poids serait de 20^{gr},12 devrait être réduit à ne peser que 16^{gr},10. Cette diminution de poids s'obtient d'ailleurs facilement ; il suffit de suspendre l'aréomètre, au moyen d'un cheveu, au plateau d'une bonne balance hydrostatique, et de placer dans le plateau opposé le poids convenable. Ce poids serait de 4^{gr},02 dans l'exemple précédent. »

b) Ou bien, comme l'indique M. Collardeau, peser exactement 1 litre d'acide sulfurique à différents degrés de concentration et à la température de 15 centigrades ; corriger de la perte de poids dans l'air ; plonger l'aréomètre dans ce liquide, et, si l'instrument est exact, la densité qu'il accuse doit être identique à la densité fournie par la balance.

II. Pour les aréomètres destinés aux liquides moins denses que l'eau, l'opération est plus simple ; on n'a pas besoin d'une balance hydrostatique, ni d'une grande balance pesant le kilogramme à un demi-décigramme près, un simple trébuchet suffit.

a) On fait varier le poids de l'instrument, plongé dans l'eau pure, à 4°, ou à toute autre température, au moyen d'une surcharge métallique de poids quelconque.

Comme, dans la plupart des cas, cette surcharge ajoutée à la partie supérieure de la tige de l'aréomètre le ferait chavirer, ou, tout au moins, dévier de la verticale, on l'attachera à la partie inférieure, au petit renflement contenant le lest. On pourra prendre comme surcharge un globule d'argent pur, par exemple, fondu à l'extrémité d'un fil de même métal.

On verra facilement qu'en ajoutant une surcharge immergée, pesant p grammes, c'est comme si l'on ajoutait, extérieurement à l'eau, une surcharge de $p - \frac{p}{d}$ grammes, d étant la densité du métal de la surcharge.

Supposons que, plongé dans un liquide plus léger que l'eau, l'instrument affleure, sans surcharge, au plan d'affleurement dans l'eau avec surcharge, le volume spécifique de ce liquide sera

$$\frac{P + p - \frac{p}{d}}{P} = 1 + \frac{p\,(d-1)}{Pd}.$$

Donc, avec une surcharge immergée de poids p, l'instrument devra affleurer à un trait exprimant le poids spécifique trouvé par la formule précédente, facilement calculable par logarithmes, en négligeant l'unité.

Si l'instrument n'a pas l'une ou l'autre des deux graduations, volumétrique ou densimétrique ; s'il n'a, par exemple, que la graduation de l'alcoomètre Centésimal, on trouvera, par la table IX de cet ouvrage, si le degré centésimal d'affleurement correspond bien au volume spécifique calculé.

Dans tout ce qui précède, nous avons supposé l'eau pure à 4° centigrades ; à une autre température, on fera la correction sans difficulté. Il n'y a pas à tenir compte de la dilatation du verre ; mais si l'on veut tenir compte de celle de l'eau et de la surcharge métallique, il faudra, dans l'équation d'équilibre, remplacer les volumes à 4 et à 0 de l'eau et de la surcharge par leurs volumes réels à T, calculés par la méthode ordinaire. La différence est insignifiante quand on veut trouver la différence de densités entre deux traits de la tige, mais ne l'est plus quand on veut déterminer la position même de ces traits.

Avec une collection de petites surcharges de poids connu, variant de 1/2 à 4 grammes, on pourra vérifier ainsi les alcoomètres dans tous les cas.

Pour ceux qui vont de 30 à 75 centésimaux, on fera deux opérations analogues pour les points extrêmes ; et si l'on désire vérifier un plus grand nombre de points, il sera toujours facile de mettre les surcharges convenables.

b) On peut encore employer le procédé suivant, analogue à celui qu'indique M. Collardeau pour la vérification de ses alcoomètres :

Composer trois ou quatre mélanges alcooliques de diverses forces, de manière que deux de ces mélanges correspondent à peu près aux degrés extrêmes marqués par l'alcoomètre, et les deux autres mélanges aux degrés intermédiaires. Peser *très exactement* un litre de chacun de ces mélanges à la température de 15° ; corriger cette pesée de la perte de poids dans l'air, égale à très peu près à

$1^{gr},3$; la balance fournit ainsi la densité de l'alcool à 15° par rapport à celle de l'eau à 4°. Chercher dans la table VIII de cet ouvrage le degré alcoolique correspondant à cette densité, que l'on calcule facilement quand il n'est pas donné à vue : si l'alcoomètre est exact, plongé dans ce mélange, il doit indiquer le degré obtenu à l'aide de la table.

Pour litre, choisir une fiole à fond plat, en cristal, graduée à 15°, et portant au goulot un trait circulaire marquant exactement le litre, en tenant compte du ménisque.

Enfin, pour reconnaître les aréomètres ou les alcoomètres vérifiés, une marque de contrôle serait imprimée sur la bande intérieure de papier. On poinçonnerait et l'on numéroterait à l'avance pour chaque fabricant un nombre déterminé de bandes portant son nom.

En proposant les méthodes précédentes, je crois avoir rempli les conditions désirables pour aider à construire et à vérifier ces instruments avec une simplicité, une rapidité et une justesse suffisantes pour qu'ils ne soient pas trop chers, et surtout pour qu'ils ne soient pas infidèles.

Graduation en poids.

Il serait facile de calculer, par la comparaison des degrés volumétriques et des richesses en poids correspondantes aux richesses en volumes (voir tables IX et XIV), la position sur la tige des points marquant la richesse en poids d'alcool pur sur 100 litres.

Un alcoomètre gradué de cette façon deviendrait peut-être nécessaire si l'on achetait l'alcool au poids et non au volume.

On pèserait, on multiplierait par le degré volumétrique apparent, et l'on aurait le volume de l'alcool pour la température actuelle ; on aurait ensuite le poids d'alcool pur en multipliant ce volume par le degré corrigé quant à la température.

On pourrait enfin établir une graduation donnant la richesse en poids par 100 kilogrammes de mélange.

Pour ne point multiplier les modes de graduation, nous conserverons l'alcoomètre Centésimal donnant la richesse en volumes, car il peut servir dans tous les cas, qu'on achète au poids ou au volume.

On exprimerait la richesse en poids par litre ou par kilogrammes, en se servant des tables que nous donnons plus loin.

Alcoomètre Centésimal à degrés égaux.

On a proposé un alcoomètre Centésimal dont l'égalité des degrés est obtenue au moyen d'une tige dont la section varie à chaque degré. La section est minima vers les degrés 20, 25 et 30 ; en dessus et en dessous, elle augmente, mais surtout en dessus ; au point 100, la section est maxima.

Si l'on fait la tige ronde, on pourra obtenir au tour son volume de révolution ; on se servira pour cela d'une courbe obtenue facilement en prenant des diamètres proportionnels à $\sqrt{\frac{1}{D}}$, au lieu de prendre les longueurs, comme nous avons fait pour une tige cylindrique. Sur un axe, on placerait ces diamètres à égale distance les uns des autres et perpendiculairement en leur milieu.

La tige ressemble alors grossièrement à un hyperboloïde de révolution, dont le cercle de gorge est vers le 25e degré, et dont la nappe supérieure est plus volumineuse que la nappe inférieure.

Construire un tel alcoomètre, c'est vouloir lutter contre une difficulté pratique qu'on ne vaincra jamais ou presque jamais, surtout avec le verre.

J'ai cependant vu de tels alcoomètres en métal et en verre ; mais je suis encore à me demander s'ils présentent un seul avantage, ou s'ils représentent autre chose qu'une grande difficulté vaincue, mais d'une manière très onéreuse.

Alcoomètre de M. J. Bourdin.

M. J. Bourdin, ingénieur, a proposé un alcoomètre très original, permettant, comme le densimètre de Rousseau, mais plus exactement, de déterminer la densité d'une petite quantité d'alcool, ce qui est quelquefois très utile.

La carène est formée d'un caisson cylindrique, en cuivre doré, divisé en deux compartiments. Celui du haut est rempli d'air, pour que l'appareil puisse flotter ; celui du bas est destiné à renfermer l'alcool à éprouver.

L'alcool s'introduit par la partie inférieure de l'appareil, qu'on retourne à cet effet; le petit entonnoir est ensuite fermé par un bouchon à vis.

L'alcool et le bouchon métallique forment lest. L'instrument ainsi garni d'alcool est plongé dans l'eau distillée et s'enfonce plus ou moins selon la densité de l'alcool.

Cet alcoomètre, très utile dans certains cas, ne peut être que *métallique*, et, comme tel, présenter les défauts inhérents à tout flotteur métallique : déformation, oxydation et irrégularité dans l'attraction capillaire.

Précautions à prendre pour l'emploi et la lecture de l'Alcoomètre et du Thermomètre.

Rappelons qu'avec ces deux instruments, la lecture doit être faite de telle sorte que le rayon visuel leur soit toujours perpendiculaire; qu'avec l'alcoomètre, il faut que le rayon visuel soit dans un plan tangent au ménisque; et qu'enfin, avant de l'employer, on doit l'essuyer, en lavant la tige avec l'alcool dont on doit se servir.

Pour que le ménisque se détache très nettement, avoir soin de placer derrière le vase deux carrés de papier collés bout à bout, l'un très noir et l'autre bien blanc. Le blanc étant en dessus, la ligne de séparation sera à 2 ou 3 millimètres au-dessous du point le plus bas du ménisque.

Correction du degré et du volume. — Force réelle et richesse en alcool pur.

Correction du degré.

Dans un même liquide spiritueux passant de 0 à 30 centigrades, l'indication de l'alcoomètre peut varier de 12 pour 100 de la valeur de ce liquide.

Il est donc de toute nécessité de savoir ce qu'indiquerait l'instrument dans ce même liquide ramené à la température uniforme de 15 degrés centigrades.

On fait cette correction :

1° Au moyen d'une table à deux entrées, donnée par Gay-Lussac dans son *Instruction pour l'usage de l'alcoomètre Centésimal*

(Paris, chez Collardeau, 1824), et intitulée : *Table de la force réelle des liquides spiritueux;*

2° Au moyen d'une formule empirique : $F = A + b\ (15 - t)$, dans laquelle F est la force réelle, A la force apparente, t la température et b un coefficient variable suivant le degré. Pour les valeurs voisines de 0 centigrades et 0 centésimaux, l'erreur, par l'emploi de cette formule, devient tellement grande qu'il faut y renoncer; pour les degrés commerciaux, au contraire, il faut toujours l'employer;

3° Par la règle à calcul dite *règle alcoolique et d'alliage* de Collardeau.

Reprenons une à une ces diverses méthodes.

1° *Correction du degré par la* Table de la force réelle *de Gay-Lussac.*

Je reproduis cette table avec l'autorisation de son propriétaire actuel, M. Collardeau-Vacher, successeur de l'ancienne fabrique de Gay-Lussac et Collardeau.

Je saisis ici l'occasion de remercier publiquement M. Collardeau de la bienveillance avec laquelle il m'a accordé cette autorisation; je ne le remercie pas moins des notices qu'il a publiées au sujet de l'aréométrie et des instruments de précision, alcoomètres et règle alcoolique à calcul, qu'il a bien voulu m'offrir et qui m'ont été utiles en diverses circonstances.

Dans cette table de Gay-Lussac, pour éviter la répétition des mêmes caractères typographiques, j'ai remplacé les multiplicateurs qu'on rencontre sous les forces réelles par la *différence par mille en volume;* de sorte que, pour obtenir le volume réel à 15, on multipliera le volume actuel par le chiffre qui, dans Gay-Lussac, se trouve sous la force réelle, ou bien, plus simplement, par le premier chiffre de dessous, que, dans la table ci-dessous, on rencontrera à gauche dans la même colonne horizontale; on séparera au produit trois chiffres décimaux, et l'on aura ainsi la différence de volume par mille. Cette différence devra ensuite être ajoutée ou retranchée, selon que la température sera au-dessous ou au-dessus de 15 centigrades.

TABLE VI.

TABLE DE LA FORCE RÉELLE DES LIQUIDES SPIRITUEUX (EXTRAITE DE CELLE DE GAY-LUSSAC).

Indication de l'Alcoomètre en degrés centésimaux.

Indication du Thermomètre en degrés centigrades.

15	40	41	42	43	44	45	46	47	48	49	50	51	52	53	54	55	56	57	58	59	60	61	62	63	64	65	66	67	68	69	70	71	72	73	74	75	76	77	78	79
0	45.9 (11)	46.9	47.9	48.8	49.8	50.7	51.7	52.6 (12)	53.5	54.5	55.4	56.4	57.3	58.3	59.2	60.2	61.2	62.1	63.1 (13)	64.1	65.0	66.0	67.0	68.0	68.9	69.9	70.8	71.8	72.7	73.7 (14)	74.7	75.6	76.6	77.6	78.6	79.5	80.5	81.5	82.4	83.3
1	45.5 (10)	46.5	47.5	48.4	49.4	50.3	51.3 (11)	52.2	53.2	54.2	55.1	56.0	57.0	57.9	58.9	59.9	60.9	61.8	62.8 (12)	63.8	64.7	65.7	66.7	67.7	68.6	69.6	70.5	71.5	72.4	73.4 (13)	74.3	75.3	76.3	77.3	78.3	79.2	80.2	81.2	82.1	83.1
2	45.1 (9)	46.1	47.1	48.1	49.0	49.9 (10)	50.9	51.8	52.8	53.8	54.7	55.7	56.6	57.6	58.5	59.5	60.5 (11)	61.5	62.4	63.4	64.4	65.3	66.3	67.3	68.3	69.3	70.2	71.2	72.1 (12)	73.1	74.0	75.0	76.0	77.0	78.0	78.9	79.9	80.9	81.9	82.8
3	44.8 (8)	45.8	46.7 (9)	47.7	48.6	49.6	50.5	51.5	52.4	53.4	54.3	55.3	56.3	57.2	58.2 (10)	59.2	60.2	61.1	62.1	63.1	64.1	65.0	66.0	67.0	68.0	68.9	69.9 (11)	70.8	71.8	72.8	73.7	74.7	75.7	76.7	77.7	78.6	79.6	80.6	81.6	82.5
4	44.4 (8)	45.4	46.4	47.4	48.3	49.2	50.2	51.1	52.1	53.0	54.0 (9)	55.0	56.0	56.9	57.9	58.9	59.8	60.8	61.7	62.7	63.7	64.7	65.7	66.6	67.6 (10)	68.6	69.5	70.5	71.5	72.5	73.4	74.4	75.3	76.3	77.3	78.3	79.3	80.3	81.3	82.2
5	44.0 (7)	45.0	45.9	46.9	47.9	48.8	49.8	50.7	51.7 (8)	52.7	53.6	54.6	55.6	56.6	57.5	58.5	59.5	60.4	61.4	62.4	63.4	64.3 (9)	65.3	66.3	67.3	68.3	69.2	70.2	71.2	72.2	73.1	74.1	75.0	76.0	77.0	78.0	79.0	80.0	81.0	81.9 (10)
6	43.6 (6)	44.5	45.5	46.5	47.5 (7)	48.4	49.4	50.4	51.4	52.4	53.3	54.3	55.2	56.2	57.1	58.1	59.1	60.1	61.0 (8)	62.0	63.0	64.0	65.0	66.0	67.0	68.0	68.9	69.9	70.9	71.9	72.8	73.8	74.7	75.7	76.7	77.7	78.7	79.7	80.7	81.6
7	43.2 (5)	44.2	45.1 (6)	46.1	47.1	48.1	49.1	50.1	51.0	52.0	52.9	53.9	54.9	55.9	56.8	57.8	58.8 (7)	59.8	60.7	61.7	62.7	63.7	64.7	65.7	66.7	67.6	68.6	69.6	70.6	71.5	72.5	73.5	74.4	75.4	76.4	77.4	78.4	79.4	80.4	81.4
8	42.8 (5)	43.8	44.8	45.8	46.8	47.7	48.7	49.7	50.6	51.6	52.6	53.6	54.6	55.5 (6)	56.5	57.5	58.5	59.5	60.4	61.4	62.4	63.4	64.4	65.4	66.4	67.3	68.3	69.3	70.2	71.2	72.2	73.2	74.1	75.1	76.1	77.1	78.1	79.1 (7)	80.1	81.1
9	42.4 (4)	43.4	44.4	45.4	46.4	47.3	48.3	49.3 (5)	50.2	51.2	52.2	53.2	54.2	55.1	56.1	57.1	58.1	59.1	60.0	61.0	62.0	63.0	64.0	65.0	66.0	67.0	67.9	68.9	69.9	70.9	71.9	72.9	73.8	74.8	75.8	76.8	77.8	78.8 (6)	79.8	80.8
10	42.0 (3)	43.0	44.0 (4)	45.0	46.0	46.9	47.9	48.9	49.9	50.9	51.8	52.8	53.8	54.8	55.8	56.8	57.8	58.8	59.7	60.7	61.7	62.7	63.7	64.7	65.7	66.7	67.6	68.6	69.6	70.6	71.6	72.6	73.5	74.5	75.5	76.5	77.5	78.5	79.5	80.5
11	41.6 (3)	42.6	43.6	44.6	45.6	46.6	47.6	48.6	49.5	50.5	51.5	52.5	53.5	54.4	55.4	56.4	57.4	58.4	59.4	60.4	61.4	62.4	63.4	64.4	65.4	66.4	67.3	68.3	69.3 (4)	70.3	71.3	72.3	73.2	74.2	75.2	76.2	77.2	78.2	79.2	80.2
12	41.2 (2)	42.2	43.2	44.2	45.2	46.2	47.2	48.2	49.2	50.2	51.1	52.1	53.1	54.1	55.0	56.0	57.0	58.0	59.0	60.0	61.0	62.0	63.0	64.0	65.0	66.0	67.0	68.0	69.0	70.0	71.0	72.0	72.9	73.9	74.9	75.9	76.9	77.9	78.9	79.9
13	40.8 (1)	41.8	42.8	43.8	44.8 (2)	45.8	46.8	47.8	48.8	49.8	50.8	51.8	52.7	53.7	54.7	55.7	56.7	57.7	58.7	59.7	60.7	61.7	62.7	63.7	64.7	65.7	66.7	67.7	68.7	69.6	70.6	71.6	72.6	73.6	74.6	75.6	76.6	77.6	78.6	79.6
14	40.4 (1)	41.4	42.4	43.4	44.4	45.4	46.4	47.4	48.4	49.4	50.4	51.4	52.3	53.3	54.3	55.3	56.3	57.3	58.3	59.3	60.3	61.3	62.3	63.3	64.3	65.3	66.3	67.3	68.3	69.3	70.3	71.3	72.3	73.3	74.3	75.3	76.3	77.3	78.3	79.3
16	39.6 (−1)	40.6	41.6	42.6	43.6	44.6	45.6	46.6	47.6	48.6	49.6	50.6	51.6	52.6	53.6	54.6	55.6	56.6	57.6	58.6	59.6	60.6	61.7	62.7	63.7	64.7	65.7	66.7	67.7	68.7	69.7	70.7	71.7	72.7	73.7	74.7	75.7	76.7	77.7	78.7
17	39.1 (−1)	40.2	41.2	42.2	43.2 (−2)	44.2	45.2	46.2	47.2	48.3	49.3	50.3	51.3	52.3	53.3	54.3	55.3	56.3	57.3	58.3	59.3	60.3	61.3	62.3	63.3	64.3	65.3	66.3	67.3	68.3	69.3	70.3	71.3	72.3	73.3	74.3	75.4	76.4	77.4	78.4
18	38.7 (−2)	39.8	40.8	41.8	42.8	43.8	44.9	45.9	46.9	47.9	48.9	49.9	50.9	51.9	52.9	53.9	54.9	55.9	56.9 (−3)	57.9	58.9	59.9	61.0	62.0	63.0	64.0	65.0	66.0	67.0	68.0	69.0	70.0	71.0	72.0	73.0	74.0	75.1	76.1	77.1	78.1
19	38.3 (−3)	39.4	40.4	41.4	42.5	43.5	44.5	45.5	46.5	47.5	48.5	49.5	50.6	51.6	52.6	53.6	54.6	55.6	56.6	57.6	58.6	59.6	60.6	61.6	62.7	63.7	64.7	65.7	66.7	67.7	68.7 (−4)	69.7	70.7	71.7	72.7	73.7	74.7	75.8	76.8	77.8
20	37.9 (−3)	39.0	40.0	41.0	42.1	43.1 (−4)	44.1	45.1	46.1	47.2	48.2	49.2	50.2	51.2	52.2	53.2	54.2	55.2	56.2	57.2	58.2	59.2	60.3	61.3	62.3	63.3	64.3	65.4	66.4	67.4	68.4	69.4	70.4	71.4 (−5)	72.4	73.4	74.4	75.5	76.5	77.5
21	37.5 (−4)	38.6	39.6	40.6	41.7	42.7	43.7	44.8	45.8	46.8 (−5)	47.8	48.8	49.8	50.8	51.8	52.9	53.9	54.9	55.9	56.9	57.9	58.9	59.9	61.0	62.0	63.0	64.0	65.0	66.0	67.0	68.1	69.1	70.1	71.1	72.1 (−6)	73.1	74.1	75.2	76.2	77.2
22	37.1 (−4)	38.2	39.2 (−5)	40.2	41.3	42.3	43.3	44.3	45.3	46.4	47.4	48.4	49.4	50.4	51.4 (−6)	52.5	53.5	54.5	55.5	56.5	57.5	58.5	59.5	60.6	61.6	62.7	63.7	64.7	65.7	66.7	67.8	68.8	69.8	70.8	71.8	72.8 (−7)	73.8	74.8	75.9	76.9
23	36.7 (−5)	37.8	38.8	39.8	40.8 (−6)	41.9	42.9	43.9	44.9	46.0	47.0	48.0	49.1	50.1	51.1	52.1	53.1 (−7)	54.1	55.1	56.1	57.1	58.1	59.2	60.2	61.3	62.3	63.3	64.3	65.4	66.4	67.4	68.4	69.4	70.5	71.5	72.5 (−8)	73.5	74.5	75.5	76.6
24	36.3 (−6)	37.4	38.4	39.4	40.5	41.5	42.5	43.6	44.6	45.6 (−7)	46.6	47.6	48.7	49.7	50.7	51.8	52.8	53.8	54.8	55.8	56.8 (−8)	57.8	58.9	59.9	61.0	62.0	63.0	64.0	65.0	66.0	67.1	68.1	69.1	70.1	71.2	72.2	73.2	74.2	75.2 (−9)	76.3
25	35.9 (−6)	37.0	38.0	39.0 (−7)	40.1	41.1	42.2	43.2	44.2	45.2	46.3	47.3	48.3	49.3	50.3 (−8)	51.4	52.4	53.4	54.4	55.5	56.5	57.5	58.5	59.5	60.6 (−9)	61.6	62.6	63.7	64.7	65.7	66.7	67.8	68.8	69.8	70.8	71.8	72.8	73.9	74.9	76.0
26	35.5 (−7)	36.5	37.6	38.6	39.7	40.7 (−8)	41.8	42.8	43.8	44.9	45.9	46.9	47.9	49.0	50.0 (−9)	51.0	52.0	53.0	54.0	55.1	56.1	57.1	58.1	59.2	60.2	61.3 (−10)	62.3	63.3	64.3	65.3	66.4	67.4	68.4	69.5	70.5	71.5	72.5	73.6	74.6	75.6
27	35.1 (−7)	36.1 (−8)	37.2	38.2	39.3	40.3	41.4	42.4	43.4 (−9)	44.5	45.5	46.5	47.6	48.6	49.6	50.7 (−10)	51.7	52.7	53.7	54.8	55.8	56.8	57.8	58.9	59.9	60.9	61.9	63.0 (−11)	64.0	65.0	66.0	67.1	68.1	69.2	70.2	71.2	72.2	73.3	74.3	75.3
28	34.7 (−8)	35.7	36.8	37.8	38.9 (−9)	39.9	41.0	42.0	43.0	44.1	45.1 (−10)	46.1	47.2	48.2	49.2	50.3	51.3	52.3	53.3 (−11)	54.4	55.4	56.4	57.5	58.5	59.5	60.6	61.6	62.6	63.7	64.7	65.7 (−12)	66.8	67.8	68.8	69.9	70.9	71.9	73.0	74.0	75.0
29	34.3 (−8)	35.3 (−9)	36.3	37.4	38.5	39.5	40.6 (−10)	41.6	42.6	43.7	44.7	45.7	46.8 (−11)	47.8	48.9	49.9	51.0	52.0	53.0	54.0	55.0 (−12)	56.0	57.1	58.1	59.2	60.2	61.2	62.3	63.3	64.3	65.4	66.4	67.4 (−13)	68.5	69.5	70.6	71.6	72.6	73.7	74.7
30	33.9 (−9)	34.9	35.9	37.0 (−10)	38.1	39.1	40.2	41.2	42.3 (−11)	43.3	44.3	45.4	46.4	47.5	48.5 (−12)	49.6	50.6	51.6	52.6	53.6	54.7	55.7	56.7 (−13)	57.8	58.8	59.9	60.9	61.9	63.0	64.0	65.0	66.1	67.1	68.2 (−14)	69.2	70.3	71.3	72.3	73.3	74.4

2° *Correction du degré par la formule* $F = A + b\,(15 - t)$.

TABLE VII.

Valeur du coefficient b pour les degrés commerciaux.

A	b	A	b	A	b
36	0.41	58	0.36	80	0.30
38	0.41	60	0.35	82	0.29
40	0.40	62	0.35	84	0.28
42	0.40	64	0.34	86	0.27
44	0.39	66	0.34	88	0.26
46	0.39	68	0.33	90	0.25
48	0.38	70	0.33	92	0.24
50	0.37	72	0.32	94	0.23
52	0.37	74	0.32	96	0.21
54	0.37	76	0.31	98	0.19
56	0.36	78	0.30	100	0.17

3° *Correction du degré par la règle alcoolique de Collardeau.* Je n'entrerai pas dans la description et le mode d'emploi de cette règle. Je renverrai le lecteur à l'*Explication* qui accompagne cette règle quand on l'achète. Qu'il me suffise de dire que cette règle ingénieuse, en buis, de 26 centimètres de longueur, permet d'effectuer sans calculs une foule d'opérations; elle permet de trouver à simple vue : 1° la force réelle ; 2° la richesse en alcool pur ; 3° la correction de volume ; 4° le nombre de litres d'eau qu'il faut ajouter à un esprit de force donnée pour l'amener à un autre degré de force aussi donnée (mouillage); 5° le nombre de litres de spiritueux de force connue qu'il faut employer pour effectuer un coupage; 6° la contraction dans ces diverses opérations.

Elle permet, en outre, d'effectuer diverses opérations d'alliages monétaires ou autres, de jaugeage, de réductions, de toisé, d'arpentage, de mécanique, de paie d'ouvriers, d'achats et de ventes, d'intérêts, d'escompte, etc., etc. ; elle sert enfin de *pied à coulisse*, et permet de mesurer, en millimètres et en lignes, toute longueur, depuis 0 jusqu'à 52 centimètres.

Correction du volume.

Le degré apparent étant corrigé par l'une ou l'autre de ces méthodes, c'est-à-dire ramené à ce qu'il serait si la température était 15 centigrades, il faut encore faire la *correction de volume*, c'est-à-dire ramener le volume actuel à la température de 15.

Donc, pour obtenir, *en alcool pur à 15 centigrades*, la quantité d'alcool contenue dans un certain volume de mélange *à une température différente de 15*, il faut multiplier, non point le volume actuel, mais le volume à 15 centigrades par la force réelle.

Voilà ce que ne veulent point croire les routiniers; rien n'est pourtant plus vrai.

Supposons, en effet, 1 litre d'alcool marquant 65 centésimaux à la température 15 centigrades.

Il renferme 650 centimètres cubes d'alcool pur à 15 centigrades. Entourons ce litre de glace fondante, dont la température est 0, l'alcoomètre ne marquera plus que 60 centésimaux, et le volume sera réduit à 987 ou 988 centimètres cubes.

Consultons la table des forces réelles dont nous venons de parler, nous trouvons bien à la rencontre du degré 0 et de la force apparente 60 la force réelle 65, c'est-à-dire la force que marquerait l'instrument si la température était 15 degrés centigrades; mais pour obtenir le volume d'alcool pur à 15, on se gardera bien de multiplier $0^l,987$, volume actuel, par 0,65; on n'obtiendrait pas un volume égal à 650 centimètres cubes, comme précédemment; et cependant le liquide n'a pas changé de composition.

De même, si l'on porte ce même litre de 15 à 30 degrés centigrades, il marquera 70 centésimaux et occupera 1013 centimètres cubes. A l'intersection du degré 30 et de la force apparente, on trouve encore bien 65 centésimaux; mais on se gardera également de multiplier 1013 centimètres cubes par 0,65 pour avoir l'alcool pur, car on obtiendrait encore un nombre différent de 650 centimètres cubes.

Dans cette même table des forces réelles, on trouve dans la table de Gay-Lussac un deuxième nombre placé au-dessous des degrés de force réelle; c'est le nombre par lequel il faut multiplier le volume actuel pour le ramener à 15 centigrades. J'ai remplacé ce nombre par sa différence avec 1000; cette différence se porte sur tous les degrés de la même colonne horizontale, jusqu'à ce qu'on rencontre une autre différence.

Reprenons le même exemple. Le liquide est porté à 0 et le degré apparent est 60; on trouve 65 pour force réelle, et au-dessous, le nombre 1013.

Cela signifie que le volume d'alcool pur s'obtient en multipliant $0^{l},987$ par 0,65 et le produit par 1013; on trouve, en effet, $0^{l},650$ en effectuant ces produits.

De même, à l'intersection de 30 centigrades et 70 centésimaux, on trouve pour force réelle 65, et au-dessous, le nombre 987; ce qui signifie qu'il faut multiplier 1013 centimètres cubes, volume actuel, par 0,65, force réelle, et le produit par le coefficient 0,987. On obtient encore, en effet, 650 centimètres cubes.

Veut-on se dispenser de faire cette deuxième multiplication, il faut alors avoir recours, dans l'*Instruction* précitée de Gay-Lussac, à une deuxième table, intitulée : *Table de richesse en alcool des liquides spiritueux*. On trouve cette fois, à l'intersection de la température et de la force apparente, un seul nombre par lequel il suffit de multiplier le volume actuel pour avoir le volume d'alcool pur à 15.

Appliquons cette méthode aux mêmes exemples. A l'intersection de 0 et 60, on trouve 65,8; ce qui signifie qu'en multipliant $0^{l},987$, volume actuel, par ce nombre, on obtiendra 650 centimètres cubes d'alcool pur à 15. A l'intersectisn de 30 et 70, on trouve $64^{cx},1$; ce qui signifie qu'en multipliant $1^{l},013$ par 0,641, on obtiendra encore 650 centimètres cubes.

Il ne faut donc pas confondre, comme on le fait habituellement, la *force réelle* avec la *richesse en alcool*.

La *force réelle* d'un mélange est le nombre de litres d'alcool pur à 15 que contient 1 hectolitre de ce mélange supposé à 15 centigrades de température; pour un même alcool, elle est indépendante de la température; ou bien c'est le *degré que donnerait l'instrument, si le liquide était ramené à 15 degrés centigrades*.

La *richesse en alcool*, c'est le nombre de litres d'alcool pur à 15 que contient 1 hectolitre de mélange à toute température;

pour un même alcool, elle varie avec la température; ou bien on peut dire aussi que *c'est un coefficient par lequel il faut multiplier le volume actuel pour avoir directement le volume d'alcool pur à 15.*

En résumé, pour un même liquide :

1° Dans tous les cas, le poids est une quantité constante ;

2° Quand la température varie, les deux quantités, *volume actuel* et *richesse en alcool,* permettant d'obtenir le volume d'alcool pur, varient aussi ;

3° Quand la température varie, les deux autres quantités, *volume réel à 15* et *force réelle,* restent constantes.

Ces deux dernières quantités étant constantes sont donc, avec le *poids,* les seules qu'il soit raisonnable d'employer ; car, autrement, avec le même liquide, si l'on ne faisait que l'observation de *volume actuel* et celle de *richesse en alcool,* on trouverait un jour un nombre, le lendemain un autre ; l'échantillon étant à une température différente de celle du fût, donnerait une richesse différente.

Il y aurait sujet à contestation, surtout pour les ignorants, quand même on aurait le produit vf du premier jour $= v'f'$ du second, c'est-à-dire quand même la valeur intrinsèque serait identique.

En employant, comme je ne cesse de le recommander, le poids pour calculer le volume, et la force réelle pour exprimer le degré, on satisfait justement à cette condition de n'employer, pour un même liquide, que des quantités constantes.

Relation entre la force réelle et la richesse en alcool pur.

Soient :

P, le poids d'une certaine quantité d'eau-de-vie ;
a, la force apparente ;
t, la température ;
f, la force réelle ;
d, la densité actuelle, au degré a ;
δ, la densité du liquide à 15[cer], ou densité correspondante au degré f ;
r, richesse en alcool pur.

Il faudra d'abord passer de la force apparente a à la force réelle f, au moyen de la formule $f = a + b\,(15 - t)$.

On cherche ensuite δ, densité correspondante à ce degré f.

Le volume actuel à la température t est $\frac{P}{d}$.

Le volume de ce même liquide à 15^{cgr} est $\frac{P}{\delta}$.

Ce volume $\frac{P}{\delta}$ renferme $\frac{P}{\delta} f$ volumes d'alcool pur évalué à 15^{cgr}.

Le volume $\frac{P}{d}$, évalué à t degrés centigrades, a exactement la même valeur; il renferme donc ausi $\frac{P}{\delta} f$ volumes d'alcool pur à 15^{cgr}.

Le volume 1, évalué à t, en renfermera $\frac{P}{d}$ fois moins, ou

$$\frac{P}{\delta} f : \frac{P}{d} = r;$$

d'où

$$r = f\frac{d}{\delta}.$$

Si $t < 15$, $d > \delta$, et alors $r > f$.
Si $t > 15$, $d < \delta$, et alors $r < f$.
Si $t = 15$, $d = \delta$, et alors $r = f$.

C'est ce dernier cas que j'ai choisi dans les exemples précédents et dans l'application de la méthode des poids au mesurage du volume.

Relation entre les degrés centésimaux et les poids spécifiques. — Impossibilité d'une loi simple. — Calcul du volume par le poids et le volume spécifique.

Dans un précédent travail, par lequel je montrais les avantages des mesures en poids sur les mesures en volumes, j'ai fait *à priori* usage exclusif de l'alcoomètre Centésimal.

Pour le calcul des densités nécessaires à ce mode de mesurage, je me suis entièrement appuyé sur les travaux de Gay-Lussac. Il m'était difficile de puiser à meilleure source, et cependant, de différents côtés, des personnes plus ou moins compétentes ont élevé des doutes sur l'exactitude de mes chiffres.

Il m'est impossible, à moins de transcrire ici une grande partie du mémoire de M. Pouillet, d'entreprendre la justification complète de mes résultats.

J'indiquerai donc pourquoi j'ai le droit de croire que les chiffres que j'ai donnés sont rigoureusement justes.

Que ceux qui voudront se convaincre plus complétement veuillent bien lire entièrement l'*Instruction pour l'usage de l'alcoomètre Centésimal,* par Gay-Lussac, et le *Mémoire de Pouillet,* et discuter ces textes, car eux seuls seront mis en cause. Je vais néanmoins résumer la question.

En 1845, M. Isidore Pierre, — par une erreur d'expérimentation inconcevable chez l'auteur de si nombreuses et si délicates déterminations de constantes physiques, coefficients de dilatation par la méthode des thermomètres comparés, densité de l'eau et d'une foule d'autres liquides à toute température, etc., etc., — M. Isidore Pierre trouva, pour l'alcool absolu, un chiffre tel que, s'il eût été confirmé plus tard, l'alcoomètre Centésimal de Gay-Lussac devenait faux de deux degrés vers le 100e degré. On s'émut d'une pareille différence ; on ne pouvait croire que Gay-Lussac, dont les précautions étaient si minutieuses, se fût trompé à ce point.

En 1858, M. Pouillet recommence les expériences de Gay-Lussac, à propos de la demande faite par M. le ministre de l'agriculture et des travaux publics, sur l'opportunité qu'il y aurait à faire entrer l'alcoomètre dans la loi des poids et mesures, et à le soumettre aux vérifications qui en seraient la conséquence.

Après de longues et patientes recherches, il présente à l'Académie des sciences son mémoire sur *les densités de l'alcool et des mélanges alcooliques*. Voici sa conclusion à ce sujet :

« Je conclus avec la plus entière conviction que les expérimen-
« tateurs qui ne retombent pas sur les nombres de Lowitz et de
« Gay-Lussac, pour la densité de l'alcool, doivent supposer hardi-
« ment qu'ils se trompent, qu'il y a quelque méprise sur la nature
« du liquide, ou quelque cause d'erreur dans la méthode d'obser-
« vation. »

Malgré une affirmation aussi formelle de la part de M. Pouillet, on n'a pas craint de dire qu'on s'appuyait sur l'autorité de ce physicien pour douter de l'exactitude des densités que je donne. On allait plus loin, on faisait même entendre que Gay-Lussac n'ayant aucune confiance en ses densités, n'avait osé se hasarder à les publier.

« Il eût été bien facile à Gay-Lussac de publier cette table des densités qu'a voulu calculer M. Bernard. Peut-être recula-t-il devant la difficulté de cette tâche ; et alors il faut avoir du courage pour accepter comme vrais les nombres que M. Bernard a déduits par le calcul des tables de concordance établies expérimentalement par Gay-Lussac entre l'aréomètre Cartier et son alcoomètre. » (*Courrier des deux Charentes,* 26 décembre 1872.)

Cette idée de l'impossibilité de calculer les densités de l'alcool au moyen de la seule table que j'ai consultée, et parce que Gay-Lussac n'a rien publié de ses travaux ni de ses résultats, n'est rien moins que fondée.

Pouillet avait déjà dit également : « Dans l'*Instruction* publiée « en 1824, on ne trouve pas une seule densité correspondant à l'un « des degrés de l'alcoomètre, à moins d'appeler en aide la table de « comparaison de l'alcoomètre avec l'aréomètre Cartier. Or, tout le « monde sait que les degrés Cartier n'ont rien de fixe, et que les « densités qui s'y rapportent participent à toutes ces incerti- « tudes. »

C'est justement cette table dont ne voulait point M. Pouillet que j'ai prise comme base de mon travail.

Et j'ai eu raison d'agir ainsi. En effet, quand bien même Gay-Lussac aurait pris un aréomètre Cartier de 10 degrés trop faible ou trop fort, un aréomètre aussi éloigné que possible des Cartiers actuels, ce ne serait pas une raison pour qu'il fût impossible de calculer exactement les densités répondant à chaque degré centésimal.

Il suffit, en effet, que l'instrument dont il s'est servi pour le comparer au sien ait eu une tige régulière et divisée en degrés égaux, quelque espacées qu'aient été les divisions égales, quelque faux qu'aient été les points fixes par rapport aux points fixes actuels. Il aurait pris un flotteur quelconque, avec une tige régulière divisée en centimètres ou en millimètres, que c'eût été la même chose : le problème à résoudre eût été le même.

Or, voici comment il opéra : « Il se servit de plusieurs aréomètres en argent, qui furent mis à sa disposition par le directeur général des contributions indirectes. » (*Instruction pour l'usage de l'alcoomètre*, p. 15.)

Il arriva même « que quelques-uns de ces aréomètres marquaient dans l'eau distillée un demi-degré de plus qu'ils ne devaient marquer, si l'on suppose, ce qui est incontestable, que l'aréomètre Cartier doit marquer 10 degrés dans l'eau distillée à 10° Réaumur. »

Encore une fois, cela importe peu au problème, car nous connaissons la densité de l'eau à 10° Réaumur et celle de l'alcool absolu à 15 centigrades. Avec ces deux points fixes extrêmes et un flotteur à tige régulière, divisé en degrés égaux, on a tout ce qu'il faut pour déterminer les densités correspondant à chaque degré centésimal. Il suffit, en effet :

1° D'observer exactement la concordance entre un pareil flotteur et un centésimal aussi précis que celui que dut fabriquer directement Gay-Lussac, qui l'établissait : on ne suppose pas, je pense, que Gay-Lussac fût mauvais observateur ;

2° De chercher ensuite, au moyen de deux points seulement, de deux points extrêmes, de préférence, la formule donnant pour le flotteur en question la densité en fonction du degré ; en remplaçant chaque degré par les nombres observés, on obtient rigoureusement les densités cherchées. C'est cette deuxième partie que j'ai faite, et que Gay-Lussac a sans doute faite aussi avant moi ; mais, de ce qu'il ne l'a point publiée, est-ce à dire qu'il croyait ses densités inexactes ?

Quand la Suède adopta son alcoomètre, il y eut un échange de correspondances entre lui et Berzélius.

Berzélius, qui n'avait point passé sur ce sujet autant de temps de sa vie que Gay-Lussac, a publié, vers 1828, un traité de chimie contenant un petit tableau des densités de 15 mélanges alcooliques, à la suite duquel il ajoute : « Ces nombres paraissent basés sur des expériences que Gay-Lussac n'a pas publiées. »

Il se trouve que ces 15 nombres sont, à $\frac{1}{10000}$ près, en plus ou en moins, identiquement les mêmes que ceux que j'ai trouvés par le calcul.

En insérant entre chacune de ces 15 densités, qui vont de 5 en 5 centésimaux, 4 autres densités, de telle sorte que l'accroissement de la densité soit proportionnel à la diminution du degré (ce qui est vrai pour un aussi petit intervalle), on arrive à un tableau presque identique au mien; c'est ce qu'a fait M. Pouillet à la page 27 de son mémoire.

Ne suis-je pas en droit, plus que jamais, d'affirmer dès lors l'exactitude de mes résultats (1)?

Ces densités donnent, théoriquement, un résultat un peu trop faible; c'est qu'elles ne sont pas exprimées en unités métriques, car elles représentent la densité des mélanges alcooliques à 15 centigrades, par rapport à celle de l'eau distillée à la même température.

Or, le *litre*, unité métrique, est le volume occupé par un kilogramme d'eau à son maximum de densité, c'est-à-dire à 4 centigrades, et non à 15 centigrades.

---

(1) Aujourd'hui, il n'y a plus de doute possible; ces densités sont toutes exactes à 1 ou 2 dix millièmes près; on n'a qu'à les comparer aux densités de Gay-Lussac, publiées par M. Collardeau dans les *Comptes-rendus de l'Académie des sciences*, à la suite d'un mémoire de M. Ruau, mémoire qui restaurait mathématiquement ces densités avec une remarquable exactitude. Il n'y avait plus de raison, en effet, à tenir secrète plus longtemps cette table, que possédait seul M. Collardeau, et qu'avec M. Pouillet on pouvait regretter de ne pas connaître. Elle a été reproduite par son possesseur dans la *Sucrerie indigène* du 20 mai 1872, et c'est dans un extrait de ce numéro, qu'a bien voulu m'envoyer M. Collardeau, au mois de mai dernier (1875), que j'apprends ces détails.

En 1868, MM. Desbordes et Abraham de Chinon ont publié une table très minutieusement dressée d'après ces densités; mais l'origine de ces nombres n'y est pas citée. En faisant ma première brochure, j'avais ces dernières tables en ma possession, mais sans me douter le moins du monde qu'elles fussent textuellement celles de Gay-Lussac publiées par M. Collardeau, tables dont je ne soupçonnais même pas l'existence.

Je dois donc reconnaître que je suis arrivé, à mon insu, au même résultat que M. Ruau, mais bien longtemps après lui, alors que mon travail était presque inutile, puisqu'on possédait les nombres authentiques de Gay-Lussac; je suis arrivé forcément au même résultat, puisque les données du problème sont les mêmes. Je n'ai fait simplement qu'appliquer, avec les mêmes notations que M. Daguin, la méthode de Francœur, décrite dans son *Traité de physique* (1855), p. 171.

Cette méthode est moins élégante que celle de M. Ruau; mais ce sera encore un grand honneur pour moi d'être arrivé après M. Ruau, si mon premier travail a pu contribuer à la propagation d'une idée juste et féconde, et si, dans la suite, il peut conduire à l'emploi exclusif de la bascule et de l'alcoomètre Centésimal.

Une petite correction se fera donc de la manière suivante : il suffit de multiplier les nombres par 0,999133, densité de l'eau à 15, ou, ce qui revient au même, de retrancher de chacun d'eux son produit par 0,000867 (Pouillet). D'après M. Isidore Pierre, il suffit de multiplier par 0,00085, car il donne à l'eau à 15 la densité 0,99915.

Si l'on voulait même pousser la correction plus loin, il faudrait encore tenir compte du poids de l'air déplacé par les fûts pleins ; mais nul ne songera à faire une pareille correction, qui produirait cependant une différence d'environ 1 litre 1/4 par mille. On se contentera donc de la correction indiquée plus haut ; on arrive ainsi au tableau suivant :

TABLE VIII.

Densités des mélanges alcooliques à 15° centigrades, rapportées à celle de l'eau à son maximum de densité.

DEGRÉS.	DENSITÉS.	DEGRÉS.	DENSITÉS.	DEGRÉS.	DENSITÉS.	DEGRÉS.	DENSITÉS.
0	9991	25	9705	50	9340	75	8772
1	9976	26	9694	51	9321	76	8745
2	9961	27	9683	52	9301	77	8718
3	9947	28	9672	53	9281	78	8691
4	9933	29	9661	54	9261	79	8664
5	9919	30	9649	55	9241	80	8636
6	9906	31	9637	56	9220	81	8609
7	9893	32	9625	57	9199	82	8581
8	9881	33	9613	58	9177	83	8552
9	9869	34	9600	59	9155	84	8523
10	9857	35	9587	60	9133	85	8494
11	9846	36	9574	61	9110	86	8464
12	9835	37	9560	62	9087	87	8434
13	9824	38	9546	63	9064	88	8403
14	9813	39	9531	64	9041	89	8371
15	9803	40	9516	65	9018	90	8339
16	9794	41	9500	66	8995	91	8306
17	9784	42	9484	67	8972	92	8272
18	9774	43	9467	68	8948	93	8237
19	9765	44	9450	69	8924	94	8200
20	9756	45	9433	70	8900	95	8162
21	9746	46	9415	71	8875	96	8123
22	9736	47	9397	72	8850	97	8082
23	9726	48	9378	73	8824	98	8038
24	9716	49	9359	74	8798	99	7991
						100	7940

De ce tableau on tire immédiatement le suivant, qui en est l'*inverse;* c'est-à-dire que, pour l'obtenir, il faut diviser l'unité par les densités de chaque degré, $N = \frac{1}{D}$.

TABLE IX.

Volumes spécifiques rapportés à celui de l'eau à 4 centigrades, correspondant aux degrés centésimaux pour les mélanges alcooliques à 15 centigrades.

DEGRÉS.	VOLUMES spécifiques.	DEGRÉS.	VOLUMES spécifiques.	DEGRÉS.	VOLUMES spécifiques.	DEGRÉS.	VOLUMES spécifiques
0	1.00085	25	1.0304	50	1.0707	75	1.1400
1	1.0024	26	1.0316	51	1.0728	76	1.1435
2	1.0039	27	1.0327	52	1.0751	77	1.1470
3	1.0053	28	1.0339	53	1.0775	78	1.1506
4	1.0067	29	1.0351	54	1.0798	79	1.1542
5	1.0082	30	1.0364	55	1.0821	80	1.1579
6	1.0095	31	1.0377	56	1.0846	81	1.1616
7	1.0108	32	1.0389	57	1.0871	82	1.1654
8	1.0120	33	1.0402	58	1.0897	83	1.1693
9	1.0133	34	1.0417	59	1.0924	84	1.1733
10	1.0145	35	1.0431	60	1.0950	85	1.1773
11	1.0156	36	1.0445	61	1.0977	86	1.1814
12	1.0168	37	1.0460	62	1.1005	87	1.1857
13	1.0179	38	1.0476	63	1.1033	88	1.1901
14	1.0190	39	1.0492	64	1.1061	89	1.1946
15	1.0201	40	1.0509	65	1.1089	90	1.1993
16	1.0210	41	1.0526	66	1.1117	91	1.2040
17	1.0221	42	1.0544	67	1.1146	92	1.2089
18	1.0231	43	1.0563	68	1.1176	93	1.2143
19	1.0241	44	1.0582	69	1.1206	94	1.2195
20	1.0250	45	1.0601	70	1.1236	95	1.2252
21	1.0261	46	1.0621	71	1.1267	96	1.2311
22	1.0271	47	1.0642	72	1.1299	97	1.2373
23	1.0282	48	1.0663	73	1.1333	98	1.2441
24	1.0292	49	1.0685	74	1.1366	99	1.2514
						100	1.2594

Faisons maintenant quelques applications de cette dernière table IX. J'ai montré, dans ma première brochure, l'usage de la précédente.

On sait que, pour obtenir le volume, il faut *diviser le poids par la densité.*

On arrivera au même résultat par la règle suivante : *Pour obtenir le volume, il faut multiplier le volume spécifique par le poids.*

Exemple. — Le poids net de l'eau-de-vie contenue dans une barrique est de 218 kilogrammes. Le degré réel à 15 centigrades est 67 centésimaux. Quel est le volume de cette eau-de-vie ?

Il suffit de multiplier le poids par 1,1146, volume spécifique de l'eau-de-vie à 67 centésimaux :

$$1,1146 \times 218 = 242^{l},20.$$

Cette multiplication est plus simple que la division qu'on est obligé de faire en employant les densités. Elle a surtout l'avantage de pouvoir être faite par un plus grand nombre de personnes, propriétaires ruraux ou maîtres de chai, qui souvent savent faire la troisième opération de l'arithmétique sans connaître la quatrième.

Pour obtenir le volume *actuel*, on multiplierait le volume spécifique correspondant au degré *apparent* par le poids.

L'opération précédente donne le volume *réel* à 15 centigrades.

Afin de rendre encore plus simples les opérations à effectuer dans la pratique, j'ai remplacé les calculs précédents par le tableau suivant, qui permet d'arriver au même résultat, au moyen d'une simple addition :

TABLE X.

Multiples des volumes spécifiques de 45 à 74^{Cx} à 15$^{Cg.}$ par les 9 premiers nombres.

Kilogr.	45	46	47	48	49	50	51	52	53	54
1	1l 0601	1l 0621	1l 0642	1l 0663	1l 0685	1l 0707	1l 0728	1l 0751	1l 0775	1l 0798
2	2.1202	2.1242	2.1284	2.1326	2.1370	2.1414	2.1456	2.1502	2.1550	2.1596
3	3.1803	3.1863	3.1926	3.1989	3.2055	3.2121	3.2184	3.2253	3.2325	3.2394
4	4.2404	4.2484	4.2568	4.2652	4.2740	4.2828	4.2912	4.3004	4.3100	4.3192
5	5.3005	5.3105	5.3210	5.3315	5.3425	5.3535	5.3640	5.3755	5.3875	5.3990
6	6.3606	6.3726	6.3852	6.3978	6.4110	6.4242	6.4368	6.4506	6.4650	6.4788
7	7.4207	7.4347	7.4494	7.4641	7.4795	7.4949	7.5096	7.5257	7.5425	7.5586
8	8.4808	8.4968	8.5136	8.5204	8.5480	8.5656	8.5824	8.6008	8.6200	8.6384
9	9.5409	9.5589	9.5778	9.5967	9.6165	9.6363	9.6552	9.6759	9.6975	9.7182

Kilogr.	55	56	57	58	59	60	61	62	63	64
1	1l 0821	1l 0846	1l 0871	1l 0897	1l 0924	1l 0949	1l 0977	1l 1005	1l 1033	1l 1061
2	2.1642	2.1692	2.1742	2.1794	2.1848	2.1899	2.1954	2.2009	2.2065	2.2121
3	3.2463	3.2538	3.2613	3.2691	3.2772	3.2848	3.2931	3.3014	3.3098	3.3182
4	4.3284	4.3384	4.3484	4.3588	4.3696	4.3797	4.3908	4.4019	4.4131	4.4243
5	5.4105	5.4230	5.4355	5.4485	5.4620	5.4766	5.4885	5.5023	5.5163	5.5303
6	6.4926	6.5076	6.5226	6.5382	6.5544	6.5696	6.5862	6.6028	6.6196	6.6364
7	7.5747	7.5922	7.6097	7.6279	7.6468	7.6645	7.6839	7.7033	7.7229	7.7425
8	8.6568	8.6768	8.6968	8.7176	8.7392	8.7594	8.7816	8.8038	8.8262	8.8486
9	9.7389	9.7614	9.7839	9.8073	9.8316	9.8544	9.8793	9.9043	9.9294	9.9546

Kilogr.	65	66	67	68	69	70	71	72	73	74
1	1l 1089	1l 1117	1l 1146	1l 1176	1l 1206	1l 1236	1l 1268	1l 1299	1l 1333	1l 1366
2	2.2178	2.2235	2.2292	2.2351	2.2411	2.2472	2.2535	2.2599	2.2665	2.2732
3	3.3267	3.3352	3.3437	3.3527	3.3617	3.3708	3.3803	3.3898	3.3998	3.4099
4	4.4356	4.4469	4.4583	4.4703	4.4823	4.4944	4.5070	4.5197	4.5331	4.5465
5	5.5445	5.5586	5.5729	5.5878	5.6028	5.6180	5.6338	5.6497	5.6663	5.6831
6	6.6534	6.6704	6.6875	6.7054	6.7234	6.7416	6.7606	6.7796	6.7996	6.8197
7	7.7623	7.7821	7.8021	7.8230	7.8440	7.8652	7.8873	7.9096	7.9329	7.9563
8	8.8712	8.8938	8.9166	8.9406	8.9646	8.9888	9.0141	9.0395	9.0662	9.0930
9	9.9801	10.0056	10.0312	10.0581	10.0851	10.1124	10.1408	10.1695	10.1994	10.2296

Exemple. — Quel volume occupent 2376 kilogrammes d'alcool à 64^{cx}?

Pour 2000 kilog.	2212^{l},6
300	331,83
70	77,427
6	6,6366
2376 kilog. occupent	2628^{l},4936

Les opérations à faire par la méthode des poids sont ainsi ramenées à un tel degré de simplicité qu'il n'est pas un enfant de classe primaire qui ne soit à même de les appliquer.

Pour les degrés intermédiaires entre 64 et 65 centésimaux, par exemple, il suffira de calculer le volume d'abord pour 64 centésimaux, puis pour 65, de faire la différence, et de la partager proportionnellement au nombre de dixièmes qu'on aurait en plus de 64.

Il n'est point nécessaire de répéter ce que j'ai déjà dit des cinq chefs sous lesquels on peut ranger les avantages de la méthode de mesurage au poids.

Je me contenterai seulement de faire observer qu'il est bien singulier de voir que l'alcool, choisi par les physiciens comme substance thermométrique d'une grande sensibilité, c'est-à-dire très dilatable, continue à être évalué en volume, quand on sait que ce volume varie à chaque instant, et n'est pas susceptible d'être vérifié sans perte de temps et d'alcool, tant en degré qu'en volume.

Calcul direct du prix des alcools dont on connaît le poids et le degré.

Pour vulgariser la méthode des pesées, en l'amenant à un degré extrême de simplicité, et pour changer le moins possible aux habitudes reçues, je proposerai de faire la convention du prix, par hectolitre d'eau-de-vie marchande, comme cela se fait maintenant, et d'appliquer la méthode suivante, par laquelle on peut, connaissant : 1° le prix de l'hectolitre d'eau-de-vie marchande; 2° le poids; 3° le degré réel de l'eau-de-vie négociée, passer directement du poids au prix, sans s'inquiéter du volume.

Appelons :

- P, le poids de l'eau-de-vie vendue, exprimé en 100 kilogrammes ou en quintaux ;
- H, le nombre d'hectolitres que cette eau-de-vie occuperait à 15 centigrades ;
- φ, le degré marchand, ou degré uniforme pour lequel se fait la convention du prix ;
- f, le degré de l'eau-de-vie vendue, ou force réelle à 15 centigrades ;
- d, la densité correspondante à la force réelle f ;
- F, le prix en francs de l'hectolitre d'eau-de-vie marchande ;
- S, la somme à payer.

La somme à payer est égale au produit du prix de l'hectolitre par le nombre d'hectolitres au degré marchand ; or, H hectolitres de force réelle f fourniront un volume de $H\frac{f}{\varphi}$ en alcool au degré marchand.

Donc

$$S = FH\frac{f}{\varphi}.$$

Mais le volume H, exprimé en hectolitres, est égal au poids, exprimé en quintaux, divisé par la densité :

$$H = \frac{P}{d}.$$

Donc enfin

$$S = FP\frac{f}{d\varphi}.$$

Effectuons le calcul de l'expression $\frac{f}{d\varphi}$ pour les degrés commerciaux, de 60 à 75 pour les eaux-de-vie de Cognac, et de 80 à 96 pour les trois-six.

Nous aurons ainsi un coefficient par lequel il suffira de multiplier le produit FP pour obtenir le prix ; si nous faisons une table des multiples de ce coefficient, variable selon le degré, cette dernière multiplication se fera au moyen d'une simple addition.

A Cognac, le degré marchand φ est ordinairement 60 centésimaux pour l'eau-de-vie du pays, et 90 pour les trois-six industriels.

Les deux tables suivantes répondent aux exigences de ces deux sortes de commerce :

TABLE XI.

Commerce des eaux-de-vie de Cognac.

Valeur, en litres d'eau-de-vie marchande, du kilogramme d'eau-de-vie à différents degrés.

Kg.	61	62	63	64	65
1	1.1160	1.1372	1.1584	1.1798	1.2013
2	2.2320	2.2744	2.3169	2.3597	2.4026
3	3.3480	3.4116	3.4753	3.5395	3.6039
4	4.4640	4.5488	4.6337	4.7193	4.8052
5	5.5799	5.6860	5.7921	5.8991	6.0065
6	6.6959	6.8232	6.9506	7.0790	7.2078
7	7.8119	7.9604	8.1089	8.2588	8.4091
8	8.9279	8.9279	9.0976	9.2674	9.6104
9	10.0439	10.2348	10.4259	10.6185	10.8117

Kg.	66	67	68	69	70
1	1.2229	1.2446	1.2666	1.2886	1.3109
2	2.2458	2.4893	2.5332	2.5773	2.6217
3	3.6687	3.7339	3.7997	3.8660	3.9326
4	4.8916	4.9786	5.0663	5.1546	5.2434
5	6.1145	6.2232	6.3329	6.4433	6.5543
6	7.3374	7.4678	7.5995	7.7319	7.8652
7	8.5603	8.7125	8.8661	9.0206	9.1760
8	9.7832	9.9571	10.1326	10.3093	10.4869
9	11.0061	11.2017	11.3992	11.5979	11.7977

Kg.	71	72	73	74	75
1	1.3333	1.3559	1.3788	1.4018	1.4250
2	2.6666	2.7118	2.7577	2.8037	2.8499
3	3.9999	4.0678	4.1365	4.2055	4.2749
4	5.3332	5.4237	5.5154	5.6073	5.6999
5	6.6665	6.7796	6.8942	7.0092	7.1250
6	7.9998	8.1356	8.2731	8.4110	8.6499
7	9.3331	9.4915	9.6519	9.8128	9.9749
8	10.6664	10.8474	11.0308	11.2146	11.3999
9	11.9997	12.2033	12.4096	12.6165	12.8249

Exemple. — Combien doit-on payer pour 4837 kilog. de cognac à 67, valant 95f l'hectolitre au degré marchand ?

Je fais d'abord le produit de 95 par le nombre de quintaux:

$$95 \times 48,37 = 4595,15.$$

Dans la colonne portant en tête 67, je prends les nombres qui sont en face de chacun des chiffres du produit précédent, et j'avance la virgule de 3, 2, 1 rang, ou bien je la recule de 1, 2, 3 rangs, selon que j'aie affaire au chiffre des mille, des centaines, des dizaines, des dixièmes, des centièmes.

4000	4978,60
500	622,32
90	99,57
5	6,22
0,1	0,12
0,05	0,06
Total	5706,89

On doit payer 5706f 90c, à 1 centime près. Pour 60 centésimaux, il suffit de multiplier le produit du prix par le nombre de quintaux, par les volumes spécifiques de la table IX; car alors $\frac{f}{\varphi d}$ devient $\frac{1}{d}$, puisque $f = \varphi$.

Pour se rendre un compte exact des quantités d'eau-de-vie en magasin, on inscrit dans les livres de commerce la quantité d'eau-de-vie en eau-de-vie marchande. Rien de plus simple, encore au moyen de la table précédente, que de faire cette transformation. Un exemple montrera la marche à suivre, sans qu'il y ait besoin d'explication.

Combien 18 quintaux 54 d'eau-de-vie à 64 centésimaux font-ils de litres d'eau-de-vie à 60 ?

1000 kilog. font	1179l,80
800	943,86
50	58,99
4	4,72
Total	2187l,37 d'eau-de-vie à 60.

Cette eau-de-vie à 64 occupe un volume réel de 2050 litres 68 à 15 centigrades, volume trouvé par la table X.

TABLE XII.

Commerce des alcools d'industrie.

Valeur, en litres de trois-six marchand à 90, du kilogramme de trois-six à différents degrés.

Kg.	85	86	87	88	89	90
1	1.1119	1.1290	1.1461	1.1636	1.1813	1.1992
2	2.2238	2.2579	2.2923	2.3272	2.3627	2.3983
3	3.3357	3.3869	3.4384	3.4908	3.5440	3.5975
4	4.4476	4.5158	4.5846	4.6544	4.7253	4.7967
5	5.5595	5.6448	5.7307	5.8180	5.9066	5.9959
6	6.6714	6.7738	6.8769	6.9817	7.0880	7.1950
7	7.7833	7.9027	8.0230	8.1453	8.2693	8.3942
8	8.8952	9.0317	9.1692	9.3089	9.4506	9.5934
9	10.0071	10.1606	10.3153	10.4725	10.6320	10.7926

Kg.	91	92	93	94	95	96
1	1.2173	1.2357	1.2545	1.2737	1.2932	1.3133
2	2.4347	2.4715	2.5090	2.5474	2.5865	2.6266
3	3.6520	3.7073	3.7635	3.8211	3.8797	3.9399
4	4.8693	4.9430	5.0180	5.0948	5.1730	5.2532
5	6.0866	6.1788	6.2725	6.3685	6.4662	6.5665
6	7.3040	7.4145	7.5270	7.6423	7.7595	7.8798
7	8.5213	8.6503	8.7815	8.9160	9.0527	9.1931
8	9.7386	9.8861	10.0360	10.1897	10.3460	10.5064
9	10.9560	11.1218	11.2905	11.4634	11.6392	11.8197

Exemple. — Combien doit-on payer pour 2175 kilogrammes de trois-six à 93 centésimaux, à raison de 75f par hectolitre de trois-six marchand à 90 centésimaux.

$$75 \times 21,75 = 1631,25.$$

Au moyen de la colonne 93, je dispose l'opération suivante :

1000	1,254,50
600	752,70
30	37,63
1	1,25
0,2	0,25
0,05	0,06
Total	2046f,39 à payer.

Ainsi, par la méthode précédente, pas de dépotage, pas de calcul du volume, pas de calcul de surforce, mais une simple opération à la portée de tout le monde. Qu'on ne vienne donc plus dire que le pesage des eaux-de-vie et des trois-six serait compliqué et donnerait lieu à des opérations difficiles. Cette méthode n'est-elle pas, au contraire, la plus simple, la plus rapide et la plus juste ?

Relation entre le degré et la densité.

Il est impossible d'arriver à une relation simple soit entre le degré et la densité, soit entre le degré et le volume spécifique.

En même temps qu'on fait l'échelle des longueurs de tige, on peut faire la courbe représentative des volumes spécifiques. (Voir cette courbe planche V.)

Le seul examen de cette courbe montre qu'il n'est pas facile d'en trouver l'équation, et que, la trouvât-on, même facilement, elle ne serait jamais assez simple pour pouvoir être avantageusement appliquée.

On peut trouver des formules moins compliquées pour des arcs peu étendus ; mais, même avec des termes du 3e degré, il m'est impossible d'en trouver une qui satisfasse de 0 à 100° ; les points extrêmes surtout refusent d'entrer dans ce lit de Procuste.

On remarquera que le sens de la courbure change plusieurs fois. Ce changement de sens est-il dû à des erreurs d'expérimentation ? C'est peu probable. Est-il dû, au contraire, aux actions complexes du dégagement de chaleur et de la contraction ? C'est à peu près certain.

APPLICATIONS

Les applications des notions qui précèdent sont très nombreuses ; les suivantes ont pour objet l'étude de la contraction et de la richesse en poids et en volumes dans les différentes opérations qui, dans le commerce, s'appellent *mouillage, coupage* et *remontage* des alcools.

Quelques-unes de ces applications pourront paraître trop théoriques pour le vulgaire; mais elles n'en auront pas moins une grande importance au point de vue des études que doivent faire les personnes qui veulent étudier le commerce des spiritueux.

Les chefs d'institutions et les professeurs auront rendu un grand service aux enfants des pays viticoles en les exerçant à ces diverses questions.

N'est-il pas d'une haute importance que, dans les Charentes, par exemple, les enfants étudient de bonne heure les sciences naturelles, comme ailleurs, dans les pays industriels, ils étudient la chimie et la mécanique?

Ce serait, d'ailleurs, entrer dans l'esprit du programme de quatrième année de l'enseignement spécial, que d'appliquer les notions précédentes dans les écoles secondaires des pays où se fait le commerce des alcools.

Il est dit, en effet, que, dans la quatrième année, on doit faire l'application des connaissances acquises aux sujets qui intéressent l'agriculture, le commerce et l'industrie.

« S'il y a lieu, on doit faire des applications à l'industrie locale, en prenant des exemples déterminés et en soumettant à des calculs numériques les éléments d'une opération industrielle usuelle dans la contrée. » (Instruction ministérielle du 6 avril 1866. Plan d'études et programmes de quatrième année.)

Sur d'autres sujets d'industrie locale, il resterait beaucoup à faire. On distille encore ici comme faisaient les alchimistes arabes, qui ont, dit-on, inventé l'art de la distillation ; on mesure les liquides au volume, comme il y a vingt siècles !

Il est grand temps de reléguer bien loin ces vieilles habitudes et de ne s'en rapporter qu'aux méthodes vraiment scientifiques.

Toutes les applications suivantes supposent l'emploi de l'alcoomètre Centésimal. Avec aucun des autres instruments, il ne serait possible d'arriver à formuler des lois générales d'une façon aussi simple.

De la Contraction.

La *contraction*, ou *pénétration de volume*, est l'excès de la somme des volumes des composants sur le volume des composés.

Nous appellerons :

s, la somme des volumes des composants;
x, le volume final après contraction;
c, la contraction, ou $s - x$.

Nous étudierons successivement la contraction dans les mélanges :

1° D'eau et d'alcool absolu ;
2° D'eau et d'alcool à différents degrés ;
3° D'alcool et d'alcool à différents degrés.

1° *Eau et alcool absolu.*

Soient :

a, la densité de l'alcool absolu à 15, rapportée à celle de l'eau à 15 ;
d, celle du mélange alcoolique, id ;
f, la force réelle du mélange.

D'après la définition de la force réelle, 100 volumes de ce mélange renferment f volumes d'alcool anhydre; ces f volumes d'alcool pèsent fa et les 100 volumes de mélange pèsent 100 d.

Le poids de l'eau sera la différence 100 $d - fa$.

Le volume de l'eau est également 100 $d - fa$, car le nombre qui exprime le poids est aussi celui qui exprime le volume, quand il s'agit de l'eau. (Nous prenons ici, comme unité de volume, le volume occupé par 1 kilogramme d'eau à 15°.)

$$s = \underbrace{100\,d - fa}_{} + \underbrace{\quad f.\quad}_{}$$

Volume total = vol. de l'eau + vol. de l'alcool.

z = 100 est le volume final supposé.

L'excès de s sur z peut être évalué d'une manière absolue pour 100 litres de mélange et par suite pour n litres de mélange.

Exemple. — Pour 1 litre,

$$s = f + d - f\,.\,0{,}7947\,;$$

d'où

$$s - z = f + (d - f\,.\,0{,}7947) - 1.$$

Ou bien on peut comparer cet excès : 1° à la somme s des volumes des composants ; 2° au volume z du composé.

1° *Contraction rapportée au volume des composants.*

$$\frac{s - z}{s} = \frac{100\,d - fa + f - 100}{100\,d - fa + f}\,;$$

d'où l'on tire

$$\frac{s - z}{s} = 1 - \frac{z}{s} = 1 - \frac{100}{100\,d + f\,(1 - a)},$$

$$= 1 - \frac{1}{d + f\,.\,0{,}002053}.$$

2° *Contraction rapportée au volume du composé.*

$$\frac{s - z}{z} = \frac{100\,d + f\,(1 - a) - 100}{100}\,;$$

d'où

$$\frac{s}{z} - 1 = f\,.\,0{,}002053 - (1 - d).$$

Appliquons cette dernière formule à un mélange de 1 litre ou 1000 centimètres cubes, nous obtiendrons le tableau suivant :

TABLE XIII.

Contraction, par litre de mélange, entre l'eau et l'alcool absolu.

DEGRÉS.	CONTRACTION.	DEGRÉS.	CONTRACTION.	DEGRÉS.	CONTRACTION.	DEGRÉS.	CONTRACTION.
0	0^{cc}0	26	23^{cc}5	52	37^{cc}7	78	30^{cc}0
1	0.6	27	24.5	53	37.7	79	29.3
2	1.1	28	25.4	54	37.7	80	28.7
3	1.7	29	26.4	55	37.7	81	28.1
4	2.3	30	27.3	56	37.7	82	27.3
5	3.1	31	28.2	57	37.6	83	26.5
6	3.9	32	29.0	58	37.6	84	25.6
7	4.7	33	29.9	59	37.4	85	24.8
8	5.5	34	30.6	60	37.3	86	23.8
9	6.3	35	31.4	61	37.2	87	22.8
10	7.2	36	32.1	62	36.9	88	21.8
11	8.1	37	32.7	63	36.6	89	20.6
12	9.0	38	33.3	64	36.3	90	19.4
13	10.0	39	33.9	65	36.0	91	18.1
14	11.0	40	34.5	66	35.7	92	16.8
15	12.0	41	34.9	67	35.4	93	15.2
16	13.1	42	35.3	68	35.1	94	13.5
17	14.1	43	35.7	69	34.8	95	11.9
18	15.2	44	36.0	70	34.4	96	10.0
19	16.3	45	36.4	71	34.0	97	8.0
20	17.4	46	36.7	72	33.5	98	5.7
21	18.5	47	36.9	73	33.0	99	3.0
22	19.5	48	37.2	74	32.4	100	0.0
23	20.6	49	37.3	75	31.8		
24	21.6	50	37.4	76	31.3		
25	22.5	51	37.6	77	30.6		

« Rudberg, en opérant ainsi, dit M. Pouillet, constata que le maximum de contraction se produit lorsque les proportions du mélange sont telles, que l'oxygène de l'eau soit triple de celui de l'alcool ; » la formule de ce mélange est alors $C^4 H^6 O^2 + 6HO$.

La courbe de la planche VI nous montre que ce maximum a lieu vers le 54e degré centésimal. Elle nous montre, en outre, une curieuse inflexion vers le 15e degré centésimal.

2° *Eau et alcool à différents degrés.*

La contraction est moindre que dans le cas précédent. Cherchons-la pour le volume 1, par exemple; mais pour cela il nous faut connaître auparavant le volume d'eau à ajouter à un alcool de force réelle f pour que le mélange ait une force réelle $\varphi < f$.

Soient :

d, la densité du liquide de force f;

δ, id. φ;

x, le nombre de litres d'eau à ajouter.

Les x litres d'eau pèsent x kilog.

1 litre de l'alcool donné pèse d.

Poids total $= x + d$.

Si avec une force f, le volume est 1, avec une force 1, le volume sera f fois plus grand ou f, car la quantité d'alcool doit rester la même.

Avec la force φ, le volume sera $\frac{f}{\varphi}$.

Mais la densité du mélange étant δ, le poids sera :

$$\frac{f}{\varphi}\delta = x + d,$$

$$x = \frac{f}{\varphi}\delta - d.$$

Contraction. — Au volume 1 on a ajouté x litres d'eau; donc

$1 + x$ est le volume des composants.

$\frac{f}{\varphi}$ est le volume final.

L'excès de $1 + x$ sur $\frac{f}{\varphi}$ sera la contraction.

Donc la contraction

$$c = 1 + x - \frac{f}{\varphi},$$

$$= 1 + \frac{f}{\varphi}\delta - d - \frac{f}{\varphi},$$

$$= 1 + \frac{f}{\varphi}(\delta - 1) - d,$$

$$= 1 - \left(\frac{f}{\varphi}(1 - \delta) + d\right).$$

Et pour V litres, la contraction sera

$$c = \mathrm{V}\left[1 - \left(\frac{f}{\varphi}(1-\delta) + d\right)\right].$$

Cette formule représente la valeur absolue de la contraction.

On pourrait chercher, comme précédemment, la valeur relative, comparée : 1° au volume total des composants, ou 2° au volume final du composé.

Mais les formules seraient d'une assez grande complication.

Exemple numérique. — Avec 1000 litres de 86^{Cx} on a fait du 50^{Cx} Quelle a été la contraction ?

Nous trouvons que l'on a ajouté

$$x = 1000\left(\frac{0{,}86}{0{,}50} \times 0{,}9340 - 0{,}8464\right),$$
$$= 760^{\mathrm{l}},08 \text{ d'eau.}$$

Le volume final est $1000 \times \frac{86}{50} = 1720$ litres.

Et la contraction $= 1760^{\mathrm{l}},08 - 1720 = 40$ litres environ.

On pourrait également chercher la contraction de l'eau et de l'alcool absolu pour faire les 1000 litres de 86, puis la contraction de l'eau et de l'alcool absolu pour faire les $1000 \times \frac{86}{50} = 1720$ litres de mélange à 50, et prendre la différence des contractions ; ce sera celle résultant de l'addition de l'eau.

La contraction des 1000 litres de 86 est obtenue en appliquant la méthode de la page 94; de même, la contraction des 1720 litres de 50.

1000 litres de 86 pèsent	$846^{\mathrm{k}},4$
et renferment 860 litres d'alcool pur, pesant	682,84
Poids et volume de l'eau	$163^{\mathrm{k}},56$

Contraction, $860 + 163{,}56 - 1000 = 23^{\mathrm{l}},56$.

1720 litres de 50 pèsent $0^{\mathrm{k}},9340 \times 1720$	$= 1606^{\mathrm{k}},48$
et renferment le même volume 860^{l} d'alcool pesant	682,84
Poids et volume de l'eau	$923^{\mathrm{k}},64$

Contraction $= 860 + 923{,}64 - 1720 = 63^{\mathrm{k}},64$.

Différence de contraction, 63,64 — 23,56 = 40ˡ,08, comme précédemment.

Autre exemple numérique. — Quelle serait la contraction produite si avec une pièce de 684 litres de 86^{Gx} on faisait de l'eau-de-vie à 50^{Gx} ?

Nous avons trouvé que pour convertir 1000 litres de 86 en 50 il faut 760 litres d'eau.

Pour en convertir 684, il faudra $\frac{760 \times 684}{1000} = 519,84$.

$$\text{Volume définitif} = \frac{684 \times 86}{50} = 1176^l,48$$

$$\text{Volume total} \quad 684 + 519,84 = 1203,84$$

$$\text{Contraction} \quad 27^l,36$$

Même résultat en remplaçant, dans la formule précédente, les lettres par leur valeur.

3° *Alcool et alcool à différents degrés.*

On trouvera cette contraction plus loin, dans les applications aux coupages d'eaux-de-vie à différents degrés.

Composition de l'alcool à différents degrés.

On peut étudier la composition de l'alcool :

1° En poids ;

2° En volumes.

1° *Richesse en poids.* — Elle peut être rapportée soit à l'unité de poids, soit à l'unité de volume.

A. Rapportée à l'unité de poids, c'est le poids d'alcool pur contenu dans 1 kilogramme de mélange.

$$r = \frac{f \cdot 0,7940}{D}.$$

f est le degré réel, et D la densité à f, prise au tableau VIII.

Dans n kilogramme, on aura un poids $\frac{nf.\,0,7940}{D}$.

Le poids de l'eau sera, par suite, $1 - \frac{f.\,0,7940}{D}$ pour 1 kilog., et $n\left(1 - \frac{f.\,0,7940}{D}\right)$ pour n kilog.

Dans le tableau suivant, j'ai consigné les richesses en poids d'alcool et d'eau par unité de poids.

La quatrième colonne est le rapport du poids de l'alcool au poids de l'eau; rapport qui devient nécessaire dans les problèmes sur le mélange des alcools.

TABLE XIV.

Richesses d'alcool en poids par kilogramme et rapport du poids de l'alcool au poids de l'eau.

DEGRÉ ou richesse en volume à 15°.	RICHESSE en poids par 100 kil.	POIDS de l'eau par 100 kil.	RAPPORT du poids de l'alcool au poids de l'eau.	DEGRÉ ou richesse en volume à 15°.	RICHESSE en poids par 100 kil.	POIDS de l'eau par 100 kil.	RAPPORT du poids de l'alcool au poids de l'eau.	DEGRÉ ou richesse en volume à 15°.	RICHESSE en poids par 100 kil.	POIDS de l'eau par 100 kil.	RAPPORT du poids de l'alcool au poids de l'eau.	DEGRÉ ou richesse en volume à 15°.	RICHESSE en poids par 100 kil.	POIDS de l'eau par 100 kil.	RAPPORT du poids de l'alcool au poids de l'eau.
1	0.7959	99.2041	0.00802	26	21.2956	78.7044	0.2706	51	43.4438	56.5562	0.7681	76	69.0040	30.9960	2.2262
2	1.5942	98.4058	0.01620	27	22.1398	77.8602	0.2843	52	44.3909	55.6091	0.7982	77	70.1284	29.8716	2.3476
3	2.3947	97.6053	0.02453	28	22.9859	77.0141	0.2984	53	45.3421	54.6579	0.8295	78	71.2599	28.7401	2.4794
4	3.1974	96.8026	0.03303	29	23.8340	76.1660	0.3129	54	46.2973	53.7027	0.8621	79	72.3984	27.6016	2.6230
5	8.0024	95.9976	0.04169	30	24.6865	75.3135	0.3278	55	47.2568	52.7432	0.8959	80	73.5526	26.4474	2.78109
6	4.8092	95.1908	0.05052	31	25.5411	74.4589	0.3430	56	48.2256	51.7744	0.9314	81	74.7055	25.2945	2.9534
7	5.6181	94.3819	0.05952	32	26.3979	73.6021	0.3586	57	49.1988	50.8012	0.9684	82	75.8745	24,1255	3.1450
8	6.4285	93.5715	0.06871	33	27.2568	72.7432	0.3747	58	50.1820	49.8180	1.0073	83	77.0603	22.9397	3.3592
9	7.2408	92.7592	0.07806	34	28.1208	71.8792	0.3912	59	51.1698	48.8302	1.0479	84	78.2541	21.7459	3.5985
10	8.0552	91.9448	0.08760	35	28.9872	71.0127	0.4082	60	52.1625	47.8375	1.0904	85	79.4560	20.5440	3.8676
11	8.8706	91.1294	0.09734	36	29.8558	70.1442	0.4256	61	53.1657	46.8343	1.1352	86	80.6757	19.3243	4.1748
12	9.6878	90.3122	0.10727	37	30.7301	69.2699	0.4436	62	54.1741	45.8259	1.1821	87	81.9042	18.0958	4.5261
13	10.5069	89.4931	0.11740	38	31.6069	68.3931	0.4621	63	55.1876	44.8124	1.2315	88	83.1512	16.8488	4.9351
14	11.3278	88.6722	0.12774	39	32.4898	67.5102	0.4812	64	56.2062	43.7938	1.2834	89	84.4176	15.5824	5.4175
15	12.1493	87.8507	0.13829	40	33.3754	66.6245	0.5009	65	57.2300	42.7700	1.3381	90	85.6937	14.3063	5.9899
16	12.9712	87.0288	0.14904	41	34.2674	65.7326	0.5213	66	58.2590	41.7410	1.3957	91	86.9901	13.0099	6.6864
17	13.7960	86.2040	0.16004	42	35.1624	64.8376	0.5423	67	59.2934	40.7066	1.4566	92	88.3075	11.6925	7.5525
18	14.6224	85.3776	0.17126	43	36.0642	63.9358	0.5640	68	60.3397	39.6603	1.5214	93	89.6467	10.3533	8.6587
19	15.4490	84.5510	0.18272	44	36.9693	63.0307	0.5865	69	61.3917	38.6083	1.5901	94	91.0195	8,9805	10.1352
20	16.2771	83.7229	0.19441	45	37.8776	62.1224	0.6097	70	62.4495	37.5505	1.6630	95	92.4160	7.5840	12,1856
21	17.1085	82.8915	0.20639	46	38.7934	61.2066	0.6338	71	63.5200	36.4800	1.7412	96	93.8372	6.1628	15.2264
22	17.9416	82.0584	0.21860	47	39.7127	60.2873	0.6587	72	64.5966	35.4034	1.8246	97	95.2957	4.7043	20.2571
23	18.7765	81.2235	0.2311	48	40.6398	59.3602	0.6846	73	65.6868	34.3132	1.9143	98	96.8051	3.1949	30.2999
24	19.6130	80.3870	0.24398	49	41.5707	58.4293	0.7115	74	66.7834	33.2166	2.0105	99	98.3681	1,6319	60.2783
25	20.4534	79.5466	0.2571	50	42.5053	57.4947	0.7393	75	67.8864	32.1136	2.1139	100	100.0000	0.0000	∞

B. Rapportée à l'unité de volume, c'est le nombre de grammes d'alcool pur par litre.

A f degrés, 1 litre renferme $f \times 0{,}7940$ d'alcool pur;
— n litres renferment $nf \,.\, 0{,}7940$ id.
Poids de l'eau par litre, $D - f \,.\, 0{,}7940$;
— pour n litres, $n\,(D - f \,.\, 0{,}7940)$.

2° *En volumes.* — La richesse en volumes peut être rapportée à l'unité de volume ou à l'unité de poids.

A. Rapportée à l'unité de volume, c'est le volume d'alcool pur contenu dans 1 litre de mélange.

C'est le nombre que donne l'alcoomètre, quand la température est de 15 degrés centigrades.

La richesse en volume est donc f pour 1 litre;
— nf pour n litres.

La quantité d'eau en volume par litre sera, comme précédemment, $D - f \,.\, 0{,}7940$, et pour n litres, $n\,(D - f \,.\, 0{,}7940)$, puisque le nombre qui exprime le poids de l'eau est le même que celui qui exprime son volume. Ce volume d'eau est exprimé à 15 degrés.

B. Rapportée à l'unité de poids, c'est le volume d'alcool pur contenu par kilogramme.

C'est $\frac{f}{D}$ pour 1 kilogramme;

$\frac{nf}{D}$ pour n kilogrammes.

Le nombre exprimant le volume d'eau par kilogramme sera encore le même que celui qui exprime le poids de l'eau par kilogramme.

D'après ce qui précède, on ferait aisément les divers tableaux analogues au tableau XIV pour exprimer la composition de l'alcool :

En poids...... { Par unité de poids.
Par unité de volume.

En volume.... { Par unité de volume.
Par unité de poids.

PROBLÈMES SUR LES MÉLANGES ALCOOLIQUES.

Nous étudierons les mélanges :

1° Sans contraction... { Mélanges ordinaires.
Mélanges alcooliques.

2° Avec contraction... { Mélanges ordinaires.
Mélanges alcooliques.

Mélanges sans contraction.

Les différentes quantités qui entrent dans le mélange sont exprimées en poids ou en volumes. On donne aussi la densité, afin de connaître à volonté le poids ou le volume, étant donnés le volume ou le poids des composants.

Mais quand il s'agit de l'alcool, les quantités sont bien exprimées en volumes ou en poids ; mais, au lieu de la densité, on donne la *force réelle*, c'est-à-dire la richesse en volume d'alcool pur à 15° par unité de volume du mélange également à 15°.

Nous devons donc examiner les différents cas qui se présentent, suivant que les quantités à mélanger sont exprimées avec telle ou telle unité.

A. Mélanges ordinaires.

1er PROBLÈME. — On a deux corps : l'un de poids P et de densité D, l'autre de poids p et de densité d ; on les allie. Quelle sera la densité moyenne Δ, sans contraction ?

Solution. — Le poids total est $P + p$.

Le volume total, $\frac{P}{D} + \frac{p}{d}$.

La densité moyenne sera le quotient de la première de ces deux quantités divisée par la seconde.

$$\Delta = \frac{(P + p)\,Dd}{Pd + pD}.$$

Exemple numérique. — La pièce de 5 francs est formée de :

Argent : 22gr,5 de densité 10,489.
Cuivre : 2gr,5 de densité 8,863.

Quelle est la densité de la pièce de 5 francs, en supposant qu'il n'y ait pas de contraction ?

MÊME PROBLÈME. — On a deux corps, l'un de volume V et de densité D, l'autre de volume v et de densité d. Quelle sera la densité moyenne de leur mélange sans contraction ?

On trouvera facilement

$$\Delta = \frac{VD + vd}{V + v}.$$

Exemple numérique. — On mélange 45 litres d'alcool de densité 0,8523 à 63 litres d'alcool de densité 0,9450. On demande la densité moyenne sans contraction.

Dans le cas où l'un des corps est de l'eau, $d = 1$, et les formules précédentes deviennent

$$\Delta' = \frac{(P + p) D}{P + pD},$$

et

$$\Delta' = \frac{VD + v}{V + v}.$$

En général, la densité moyenne d'un mélange sans contraction sera donnée par la formule

$$\Delta = \frac{p + p' + p'' + \dots}{\frac{p}{d} + \frac{p'}{d'} + \frac{p''}{d''} + \dots},$$

ou, ce qui est la même chose,

$$= \frac{p + p' + p'' + \dots}{v + v' + v'' + \dots}.$$

2ᵉ PROBLÈME. — On a P^{gr} d'un liquide de densité D ; combien faut-il ajouter d'un deuxième liquide de densité d pour que la densité moyenne soit Δ ?

Solution. — On pose l'équation

$$\Delta \left(\frac{P}{D} + \frac{p}{d}\right) = P + p;$$

d'où

$$p = \frac{Pd (D - \Delta)}{D (\Delta - d)}.$$

Même problème en exprimant les quantités en volumes :

De
$$\Delta (V + v) = VD + vd$$
on tirera
$$v = V \frac{(D - \Delta)}{(\Delta - d)}.$$

Dans le cas particulier où le deuxième corps est de l'eau, on fait $d = 1$, et les équations précédentes deviennent
$$p' = \frac{P}{D} \frac{(D - \Delta)}{(\Delta - 1)},$$
et
$$v' = V \frac{(D - \Delta)}{(\Delta - 1)},$$
expressions identiques, puisque le nombre qui exprime le poids de l'eau est le même que celui qui exprime son volume.

Dans ces expressions, le facteur $\frac{D - \Delta}{\Delta - d}$ devient $\frac{\Delta - D}{d - \Delta}$, si Δ est un nombre plus grand que D.

Exemple numérique. — On a 66^{gr},065 d'eau salée de densité 1,116; combien faut-il ajouter d'eau pour ramener la densité à 1,0847?

3e Problème. — Dans quelle proportion deux corps de densité d et d' doivent-ils s'allier pour que la densité résultante soit Δ, sans contraction ni dilatation?

Soit $\frac{x}{x'}$ le rapport des volumes :
$$(x + x')\,\Delta = xd + x'd',$$
$$\frac{x}{x'} = \frac{\Delta - d'}{d - \Delta}.$$

Le rapport des poids sera
$$\frac{p}{p'} = \frac{xd}{x'd'}.$$

On pourrait multiplier les exemples numériques à l'infini ; on les choisira de préférence dans les faits usuels, comme, par exemple, dans l'opération qui consiste à ajouter du sirop ou de l'eau distillée à un liquide de densité D, ou bien encore du sirop et de l'eau distillée.

Le sirop abaisse considérablement le degré de l'eau-de-vie, sans que cependant elle perde beaucoup de sa force. On dit alors que le degré *tombe,* et les alcoomètres sont impuissants à déterminer directement la quantité d'alcool ou le degré réel de l'eau-de-vie.

On sait que, dans ce cas, on peut avoir recours soit à l'alambic Salleron, soit à l'ébullioscope Vidal, soit au procédé de M. Silbermann, qui consiste à déterminer le coefficient de dilatation.

Les sirops marquent environ de 32 à 36 Baumé, ce qui correspond à une densité variant de 1,28 à 1,33.

On les fait au moyen de 2 parties en poids de sucre cristallisé de densité = 1,6 environ, qu'on dissout dans 1 partie d'eau.

Le *sirop d'eau-de-vie* est ensuite fait en mélangeant 2 volumes d'alcool à 65 ou 66 centésimaux avec 1 volume du sirop précédent.

En appliquant les formules précédentes, on trouvera pour la densité résultante 1,043, c'est-à-dire que l'aréomètre Baumé y marquerait 6 degrés environ, et que l'alcoomètre Centésimal n'y marquerait rien du tout; il ne s'y enfoncerait même pas sans chavirer, dans la plupart des cas; et cependant la proportion d'alcool n'est pas moindre de 44 pour 100 du volume total, si l'on suppose, ce qui n'est pas exact, qu'il n'y a pas de contraction. Dans la déclaration à la Régie de la force de ces sirops, on compte toujours 45 à 47 pour 100 d'alcool pur.

Dans ces mélanges avec l'eau distillée et le sirop, on doit pouvoir tenir compte du prix de l'eau distillée, 3 fr. l'hectolitre, et du prix du sirop, 150 à 200 fr. les 100 kilogrammes, en même temps que de la perte de degré résultant de l'emploi d'une très faible quantité de sirop; tout cela est nécessaire, si l'on veut connaître exactement le prix de revient.

On commencera donc par faire le problème du mouillage avec l'eau, en tenant compte de la contraction, comme cela est indiqué plus loin; puis le problème du coupage par 3 à 4 pour 100 de sirop d'eau-de-vie en volume; comme le volume de ce sirop employé est ici très petit, on pourra négliger cette seconde contraction.

Exemple. — On ajoute $3^l,5$ de sirop alcoolique de densité 1,043 à 1 hectolitre d'alcool à 50 centésimaux de densité 0,934. Quelle est la densité résultante, le degré résultant et la perte de degré ?

On trouvera 0,9379 pour la densité résultante, ce qui correspond à environ 48 centésimaux.

La perte de degré est exprimée par

$$\frac{(50 + 3,5 \times 0,45)\,100}{103,5} - 48.$$

En faisant intervenir les prix, on multiplierait ces exemples à l'infini.

Enfin, on pourrait, dans les données du problème, employer le *volume spécifique*, accusé directement par l'alcoomètre que je propose, au lieu de prendre le poids spécifique, comme dans les exemples précédents.

B. Mélanges alcooliques sans contraction.

Exemples numériques. — On mélange 708 litres de 88 et 2,478 litres de 34. Quel sera le degré moyen ?

708^l de 88 font,	en alcool pur,	$623^l,04$
2478 de 34 font	—	842,52
3186^l de mélange font	—	$1465^l,56$

Le degré moyen sera

$$\frac{1465,56}{3186} = 0,46.$$

Combien faut-il prendre de 34 pour faire du 46 avec 708 litres de 88 ?

On prendra

$$708 \times \frac{88 - 46}{46 - 34} = 2478^l.$$

S'il s'agissait d'un remontage, on aurait, par exemple,

$$2478 \times \frac{46 - 34}{88 - 46} = 708,$$

et ainsi de suite.

En général, on calculera le volume d'alcool pur selon la méthode ordinaire, et l'on opérera ensuite comme pour les règles de mélange ordinaires.

Ces sortes de problèmes n'offrant pas la moindre difficulté, nous laissons au lecteur le soin de résoudre les cas analogues qui pourraient se présenter.

Mélanges avec contraction.

A. Mélanges ordinaires.

Les quantités sont exprimées en poids ou en volumes, et l'on donne leur poids spécifique.

PROBLÈME. — On a deux corps, l'un de poids P et de densité D, l'autre de poids p et de densité d. Quelle sera la densité Δ résultante? La contraction est la fraction donnée $\frac{1}{m}$ de la somme des volumes des composants.

Solution. — Les volumes qui entrent en combinaison sont

$$\frac{P}{D} \quad \text{et} \quad \frac{p}{d}.$$

La contraction est égale à

$$\left(\frac{P}{D} + \frac{p}{d}\right)\frac{1}{m}.$$

Donc le volume final est

$$\left(\frac{P}{D} + \frac{p}{d}\right)\frac{m-1}{m};$$

mais il peut encore être exprimé par

$$\frac{P+p}{\Delta}.$$

Donc

$$\left(\frac{P}{D} + \frac{p}{d}\right)\frac{m-1}{m} = \frac{P+p}{\Delta},$$

et

$$\Delta = \frac{(P+p)\,Ddm}{(Pd+pD)\,(m-1)}.$$

S'il y avait *dilatation*, la densité finale serait de même trouvée égale à

$$\Delta' = \frac{(P+p)\,Ddm}{(Pd+pD)\,(m+1)}.$$

Faire le même problème : 1° en rapportant la fraction de contraction au volume du composé ; 2° en remplaçant les poids par les volumes.

Calcul de la contraction.

Soient :

S, le volume total des composants ;

z, le volume du composé ;

Δ, la densité finale.

Quelle est la fraction de dilatation ou de contraction ?

Nous chercherons la densité moyenne sans changement de volume ; nous l'avons trouvée égale à

$$\Delta' = \frac{(P+p)\,Dd}{Pd+pD},$$

ou

$$\Delta' = \frac{VD+vd}{V+v}.$$

Le poids du composé est $S\Delta'$ ou $z\Delta$.

D'où

$$\frac{S-z}{S} = \frac{\Delta-\Delta'}{\Delta}$$

dans le cas de la contraction, et

$$\frac{z-S}{S} = \frac{\Delta'-\Delta}{\Delta}$$

dans le cas de la dilatation.

Faire le même problème : 1° en rapportant la fraction de changement de volume au volume final ; 2° en employant les volumes spécifiques.

B. Mélanges alcooliques.

Quand il s'agit de l'alcool, la contraction peut être exprimée de cette manière en valeur relative et sous la forme $\frac{1}{m}$ du volume des composants, ou $\frac{1}{m'}$ du volume final ; mais, le plus souvent, elle est exprimée en valeur absolue, comme nous l'avons fait dans le tableau XIII.

Enfin, on peut la calculer soi-même pour faire les tables de mouillage et de remontage des alcools. On se servira pour cela de la dernière table.

1er Problème. — On a V litres d'eau-de-vie à F degrés. Combien faut-il ajouter de litres à un degré inférieur f pour faire de l'alcool à φ degrés ? Tenir compte de la contraction et la calculer.

Solution. — Nous appellerons :

Forces réelles :	Densités :
F, le degré supérieur.	D, la densité à F.
f, le degré inférieur.	d, la densité à f.
φ, le degré final.	δ, la densité à φ.

S = somme des volumes des composants.

x = volume final.

1° En employant les volumes.

Le volume définitif z marquera φ degrés ; il ne renfermera donc $z\varphi$ volumes d'alcool pur.

Ce volume $z\varphi$ d'alcool pur est, d'ailleurs, égal à la somme des volumes d'alcool pur du liquide primitif et du liquide ajouté ; donc

$$z\varphi = \mathrm{VF} + xf,$$

$$z = \frac{\mathrm{VF} + xf}{\varphi}.$$

D'où la règle : *Pour trouver le volume du mélange, il faut multiplier chacun des volumes mélangés par la force qui lui correspond, faire la somme des poids et diviser par la force moyenne.*

Dans le cas particulier du mouillage des liquides spiritueux par l'eau, $f = 0$,

Et

$$z' = \frac{\mathrm{VF}}{\varphi}.$$

C'est-à-dire que le volume du mélange est égal à celui de l'esprit donné multiplié par sa force et divisé par la force inférieure.

Mais revenons au cas du coupage, c'est-à-dire au cas du mélange d'alcools à différents degrés.

Ce volume z pèse

$$z\delta = \left(\frac{VF + xf}{\varphi}\right)\delta.$$

Le liquide donné pèse VD.

La différence entre ces deux poids égale le poids de flegme à ajouter ; poids de faible

$$= \left(\frac{VF + xf}{\varphi}\right)\delta - VD.$$

La densité de cette eau-de-vie faible étant d, son volume x est représenté par

$$x = \frac{\left(\frac{VF + xf}{\varphi}\right)\delta - VD}{d};$$

d'où

$$x = V\left(\frac{D\varphi - \delta F}{\delta f - d\varphi}\right);$$

ou encore

$$x = V\left(\frac{\delta F - D\varphi}{d\varphi - \delta f}\right).$$

Cas particuliers :

1° Le deuxième liquide ajouté est de l'eau, alors $f = 0$ et $d = 1$.

L'équation se réduit à

$$x = V\left(\frac{D\varphi - \delta F}{-\varphi}\right),$$

ou

$$x = V\left(\frac{\delta F - D\varphi}{\varphi}\right).$$

2° Si l'on donne $\varphi > F$, l'opération porte le nom de *remontage*. Alors on prend V pour inconnue, et x représente la quantité connue d'alcool à remonter.

$$V = x\left(\frac{d\varphi - \delta f}{\delta F - D\varphi}\right).$$

Calcul de la contraction.

La contraction $= S - z = V + x - z$.

Remplaçant ces quantités par leurs valeurs tirées des précédentes équations, on aura

$$c = \frac{V(\varphi - F) + x(\varphi - f)}{\varphi}$$

pour la valeur de la contraction en fonction des volumes et des degrés, et

$$c = V\left(\frac{F(\delta - d) - f(\delta - D) - \varphi(D - d)}{\varphi d - f\delta}\right)$$

pour la même valeur en fonction des degrés et des densités.

Même problème, en employant les poids.

Combien faut-il ajouter de litres d'eau-de-vie de densité d à 1 litre d'eau-de-vie de densité D pour avoir un mélange de densité δ ?

Soit x, le nombre de litres d'eau-de-vie demandée.

Le litre d'eau-de-vie de densité	D pèse	D.
Les x litres	—	d pèsent dx.
Poids du mélange		$D + dx$.
Volume du mélange		$\frac{D + dx}{\delta}$.

Il nous faut maintenant exprimer l'égalité entre le poids de l'alcool absolu du mélange et celui des composants.

Soient :

a, le poids d'alcool contenu dans	1 litre	d'alcool à	D ;
b,	—	1	—	d ;
c,	—	1	—	δ.

(Voir ces quantités, table XIV ; $a = f \times 0{,}7940$.)

Dans 1 litre d'eau-de-vie de densité D, il y a a d'alcool en poids.

x	—	d	—	bx —
$\frac{D + dx}{\delta}$	—	δ	—	$\frac{c(D + dx)}{\delta}$.

Les poids d'alcool absolu contenu dans les liquides composants devant se retrouver dans le mélange, on a l'équation

$$a + bx = \frac{c\,(D + dx)}{\delta};$$

d'où

$$x = \frac{\left(\frac{D}{\delta} - \frac{a}{c}\right)}{\left(\frac{b}{c} - \frac{d}{\delta}\right)},$$

$$x = \frac{Dc - a\delta}{b\delta - dc}.$$

1° Si au lieu d'opérer sur 1 litre on opère sur V litres à réduire, on aura :

$$x' = V\,\frac{Dc - a\delta}{b\delta - dc}.$$

2° Dans le cas de l'eau distillée abaissant le degré,

$$x' = V\,\frac{a\delta - Dc}{c};$$

car alors $d = 1$ et $b = 0$.

3° Dans le cas du remontage V, devient l'inconnue, x' est connu, et

$$V = x'\,\frac{dc - b\delta}{a\delta - Dc}.$$

La contraction se calculera comme précédemment.

Exemple numérique. — On a 100 litres de 90^{cx} ; combien faut-il ajouter de litres de flegme à 9^{cx} pour faire du 45^{cx} ?

Densité à 90^{cx}	=	0,8346,
— 45	=	0,9441,
— 9	=	0,9878.

Soit x le nombre de litres à ajouter.

Le volume définitif marquant 45^{cx} renfermera les 0,45 de son volume à 15° en alcool absolu.

Alcool absolu des composants

$$= 100 \times 0{,}90 + x \times 0{,}09;$$

donc

$$0{,}45 \text{ de } x = 90 + 0{,}09\,x.$$

Volume final,

$$x = \frac{90 + 0{,}09\,x}{0{,}45}.$$

Son poids

$$= \frac{90 + 0{,}09\,x}{0{,}45} \times 0{,}9441.$$

Poids du liquide donné

$$= 100 \times 0{,}8346 = 83^{k},46.$$

Poids de flegme à ajouter,

$$\frac{90 + 0{,}09\,x}{45} \times 0{,}9441 - 83{,}46.$$

x, volume cherché,

$$= \frac{\frac{90 + 0{,}09\,x}{0{,}45} \times 0{,}9441 - 83{,}46}{0{,}9878};$$

d'où

$$x = 131^{l},84.$$

Même problème en prenant les poids d'alcool pur.

1 litre d'alcool à 90°x pèse	$0^{k},8346$
Poids de l'alcool absolu, $0{,}7947 \times 0{,}90 =$	$0{,}71523$
Poids de l'eau	$0{,}11937$

De même pour les autres degrés.

	A 9°x.	A 45°x.
Alcool . . .	0,0715	0,3576
Eau	0,9163	0,5865
Poids du litre	0,9878	0,9441

Donc, dans le mélange final, les poids d'eau et d'alcool seront dans le rapport $\frac{5865}{3576}$.

Faisons la somme des poids d'eau du liquide donné et du liquide ajouté; de même, la somme des poids d'alcool du liquide donné et du liquide ajouté.

	Poids d'eau.	Poids d'alcool
Liquide donné	$11^k,937$	$71^k,523$
Liquide ajouté	$x\,\frac{9163}{9878}$	$x\,\frac{715}{9878}$

Ce qui donne l'équation

$$\frac{11,937 + x\,\frac{9163}{9878}}{71,523 + x\,\frac{715}{9878}} = \frac{5865}{3576};$$

d'où l'on tire

$$x = 131^l,84.$$

Faire numériquement le calcul de la contraction.

2e Problème. — On mélange V litres d'eau-de-vie à f degrés avec V′ litres d'eau-de-vie à f' degrés.

On demande : 1° le degré; 2° le volume du mélange.

On sait que 1 litre à f contient $\begin{cases} a \text{ grammes d'alcool pur.} \\ b \text{ grammes d'eau.} \end{cases}$

On sait que 1 litre à f' contient $\begin{cases} a' \text{ grammes d'alcool pur.} \\ b' \text{ grammes d'eau.} \end{cases}$

1° *Degré.* — Les V litres de la première qualité renferment

$$Va^{gr} \text{ d'alcool,}$$
$$Vb^{gr} \text{ d'eau.}$$

Les V′ litres de la deuxième renferment

$$V'a'^{gr} \text{ d'alcool,}$$
$$V'b'^{gr} \text{ d'eau.}$$

Donc les x litres de mélange renferment

$$Va + V'a'^{gr} \text{ d'alcool,}$$

et

$$Vb + V'b'^{gr} \text{ d'eau.}$$

Chercher le rapport effectué $\frac{Va + V'a'}{Vb + V'b'}$ des poids d'alcool et d'eau dans une table donnant pour chaque degré les poids d'alcool et d'eau par litre et le rapport de ces poids. J'ai indiqué le moyen de la faire page 100.

Ou bien, chercher le rapport entre les quantités d'alcool et d'eau contenues par kilogramme. Ces quantités et leur rapport sont consignés dans la table XIV.

2° *Volume.* — Le degré et, par suite, la densité du mélange étant connus, on en déduit le volume.

$$z = \frac{\text{poids total}}{\text{densité finale}} = \frac{Va + V'a' + Vb + V'b'}{\delta},$$

$$z = \frac{V(a+b) + V'(a'+b')}{\delta}.$$

Cas particulier : si le deuxième liquide constituant est de l'eau pure $a' = 0$, et les formules deviennent :

$$\text{Rapport qui caractérise le degré} = \frac{Va}{Vb + V'b'};$$

$$z, \text{ volume final} = \frac{V(a+b) + V'b'}{\delta}.$$

Résoudre le même problème par les volumes d'alcool pur et les densités.

3e Problème. — Dans quel rapport faut-il mélanger de l'eau-de-vie à f degrés avec de l'eau-de-vie à f' degrés pour avoir un mélange à φ degrés ?

Solution. — Soient :

D, la densité de l'eau-de-vie à F ;
d, — — f ;
δ, — — φ.

Soit x le nombre de litres de la première qualité qu'il faut allier à x' litres de la seconde pour avoir un mélange à φ, et par suite $\frac{x}{x'}$ le rapport cherché.

Poids des x litres de la 1re qualité Dx.
— x' — 2e — dx'.
Poids du mélange, $Dx + dx'$.
Volume de ce mélange, $\frac{Dx + dx'}{\delta}$.

Soient A, a, α, les poids d'alcool pur contenu dans 1 litre à F, f, φ degrés.

Dans les x litres de la 1re qualité, il y a Ax^{gr} d'alcool.
— x' — 2e — Ax'^{gr} —
Et dans les $\left(\frac{Dx + dx'}{\delta}\right)$ litres du mélange, il y a $\alpha\left(\frac{Dx + dx'}{\delta}\right)^{gr}$.

On a donc l'équation :

$$Ax + ax' = \alpha\left(\frac{Dx + dx'}{\delta}\right);$$

d'où

$$\frac{x}{x'} = \frac{\alpha d - a\delta}{A\delta - \alpha D}.$$

Chercher de même le rapport des poids.

Démonstration de la règle du mouillage donnée par Gay-Lussac.

Dans son *Instruction pour l'usage de l'alcoomètre*, Gay-Lussac donne une règle qui, par son énoncé, semble différer de celles qui précèdent. Au fond, c'est la même règle. Pour le prouver, nous partirons du principe suivant, que l'on pourrait *à priori* adopter comme *axiome :*

Le volume d'eau qu'il faut ajouter à l'esprit de la force supérieure pour l'amener à la force moyenne est égal à celui qu'il faudrait enlever à l'esprit de la force inférieure pour l'amener à cette même force moyenne, ou, ce qui revient au même, au volume d'eau qu'il faudrait ajouter à l'esprit de la force moyenne pour l'amener à la force inférieure.

Écrivons la formule générale, précédemment trouvée :

$$\frac{x}{V} = \frac{D\varphi - \delta F}{\delta f - d\varphi},$$

et montrons qu'elle concorde parfaitement avec la proposition précédente.

1° Le volume x' d'eau à ajouter à l'esprit de la force supérieure pour l'amener à la force moyenne sera obtenu en faisant, dans cette formule $f = 0$, et $d = 1$, ce qui donne

$$x' = V\left(\frac{D\varphi - \delta F}{-\varphi}\right),$$

ou

$$x' = V\left(\frac{\delta F - D\varphi}{\varphi}\right). \qquad (1)$$

2° Le volume x'' d'eau qu'il faut enlever à x litres de force f pour ramener le liquide à φ sera obtenu de la manière suivante :

x litres à f renferment xf litres d'alcool pur,

et $\frac{xf}{\varphi}$ litres d'alcool à φ ;

x litres à f pèsent xd,

$\frac{xf}{\varphi}$ litres à φ pèsent $\frac{xf\delta}{\varphi}$.

La différence entre ces deux poids, renfermant la même quantité d'alcool pur, sera la quantité d'eau exprimée en poids, et par là même en volume, qu'il faut enlever à x litres à f, pour en faire de l'eau-de-vie à φ.

$$x'' = xd - \frac{fx\delta}{\varphi},$$

$$x'' = x\left(\frac{d - \delta f}{\varphi}\right). \qquad (2)$$

Égalant (1) et (2) :

$$V\left(\frac{\delta F - D\varphi}{\varphi}\right) = x\left(d - \frac{\delta f}{\varphi}\right).$$

On retombe, en effet, sur la formule

$$\frac{x}{V} = \frac{\delta F - D\varphi}{d\varphi - \delta f},$$

précédemment établie.

Cherchons maintenant le volume d'eau qu'il faut ajouter à $\frac{fx}{\varphi}$

d'alcool à φ pour obtenir de l'alcool à f. On remplacera, dans la formule générale :

F, par φ,	D, par δ,
f, par O,	d, par 1,
φ, par f,	δ, par d,

et l'on obtiendra

$$x'' = \left(\frac{fx}{\varphi}\right)\left(\frac{d\varphi - \delta f}{f}\right),$$

$$x'' = x\left(\frac{d - \delta f}{\varphi}\right),$$

identique à la formule (2).

Ainsi, pour ramener 1000 litres de φ à f degrés, il faut ajouter $1000\left(\frac{d\varphi - \delta f}{f}\right)$ litres d'eau, en remplaçant $\frac{fx}{\varphi}$ par 1000.

Pour ramener 1000 litres de F à φ degrés, il faut ajouter $1000\left(\frac{\delta F - D\varphi}{\varphi}\right)$ litres d'eau.

Si, maintenant, nous remarquons qu'il suffit de multiplier par $\frac{f}{\varphi}$ le rapport $\dfrac{1000\left(\frac{d\varphi - \delta f}{f}\right)}{1000\left(\frac{\delta F - D\varphi}{\varphi}\right)}$ entre ces deux volumes pour que les dénominateurs et le terme 1000 disparaissent, nous retombons encore sur la formule générale

$$\frac{x}{V} = \frac{D\varphi - \delta F}{\delta f - d\varphi}.$$

D'où la règle suivante, énoncée par Gay-Lussac :

« *Le produit de la plus petite force par le nombre de litres d'eau qu'il faut pour réduire 1000 litres de la force moyenne à la plus petite,* c'est-à-dire $f \times 1000\left(\frac{d\varphi - \delta f}{f}\right)$,

« *Est au produit de la force moyenne par le nombre de litres d'eau qu'il faut pour réduire 1000 litres de la plus grande force à la moyenne,* c'est-à-dire $\varphi \times 1000 \left(\frac{\delta F - D\varphi}{\varphi}\right)$,

« *Comme le volume du liquide le plus fort,* c'est-à-dire V,

« *Est au volume du liquide le plus faible,* » c'est-à-dire x, ou, en notations littérales,

$$\frac{f \times 1000 \left(\frac{d\varphi - \delta f}{f}\right)}{\varphi \times 1000 \left(\frac{\delta F - D\varphi}{\varphi}\right)} = \frac{V}{x},$$

formule identique à la formule générale.

Cognac, 17 février 1874.

TABLE DES MATIÈRES.

FIN DE LA TABLE DES MATIÈRES.

A. Bernard. Pl. 1.

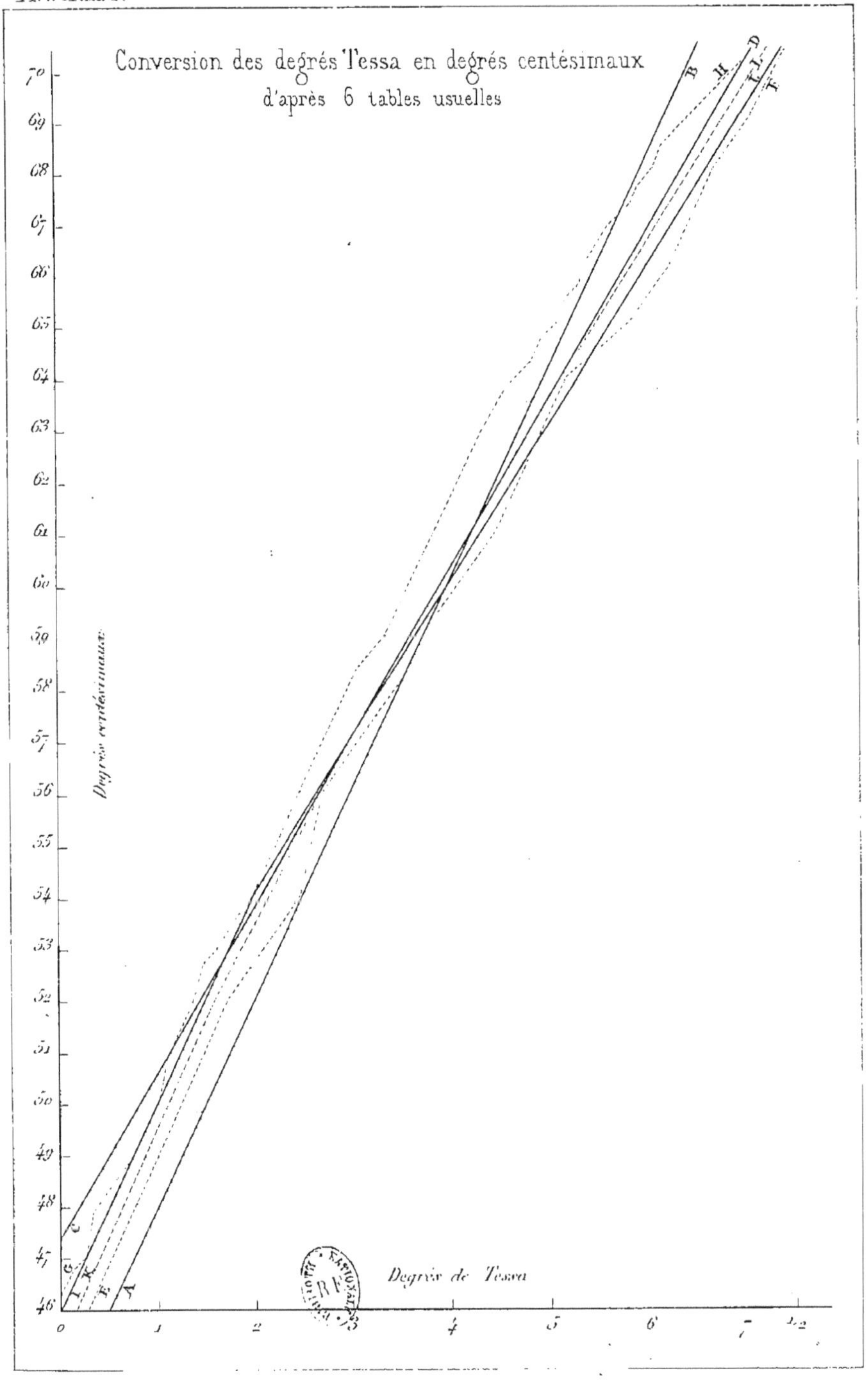

Concordance rationnelle
des degrés Tessa et centésimaux

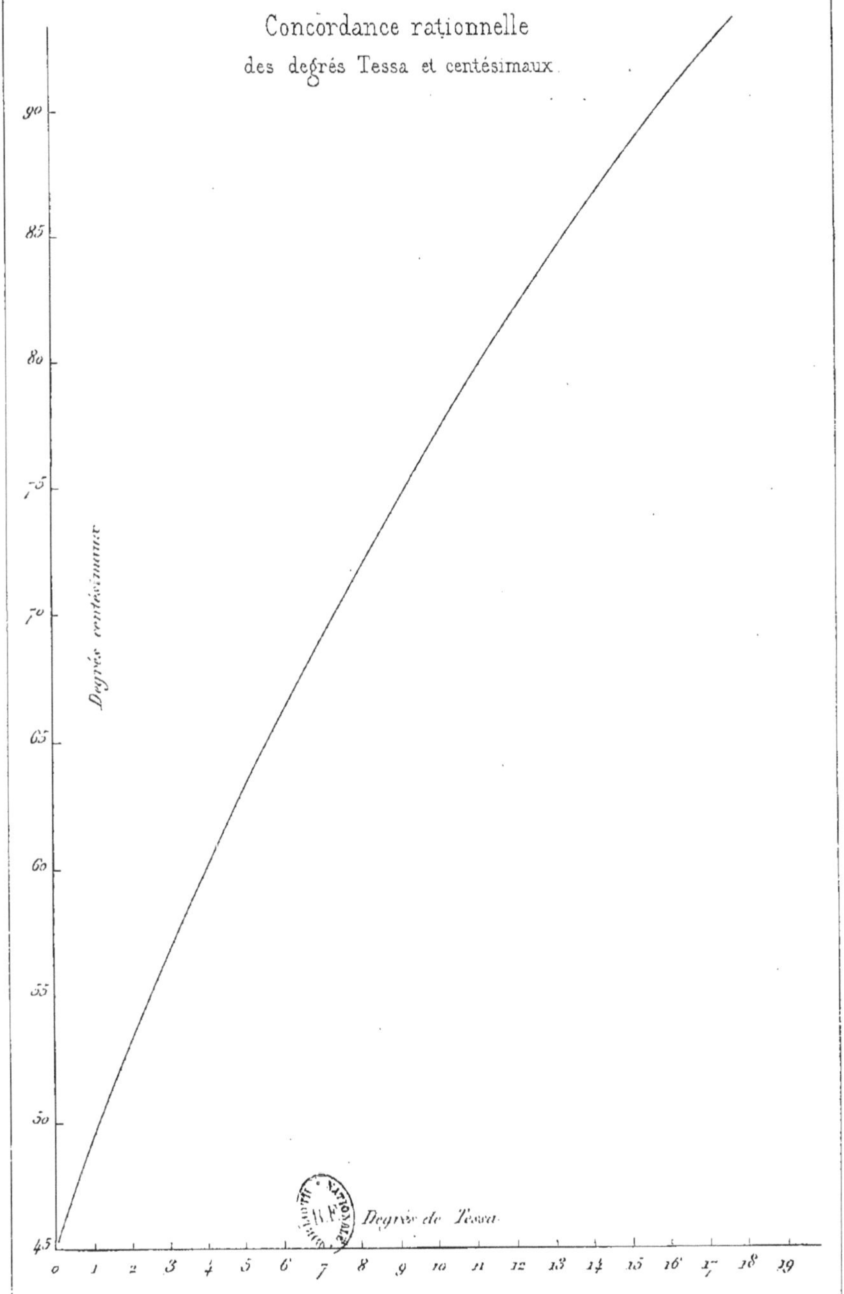

Hydromètre anglais.

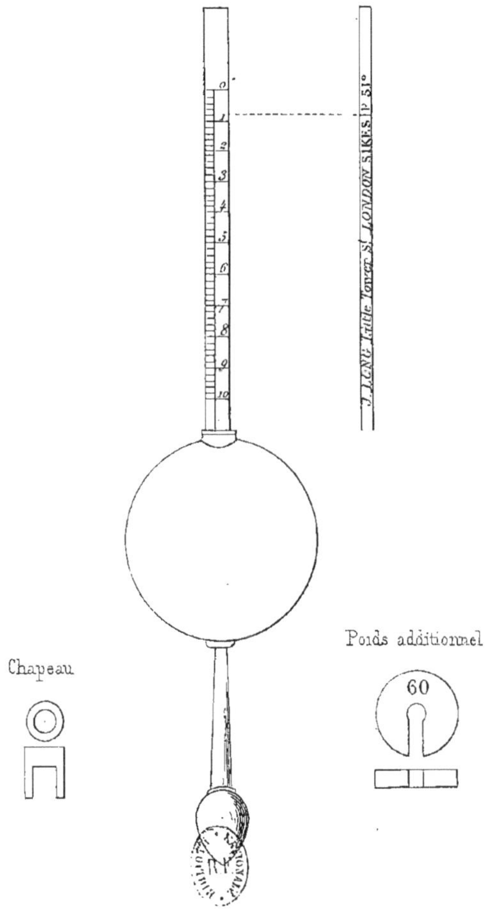

Comparaison entre l'alcoomètre et le volumètre de Gay-Lussac.

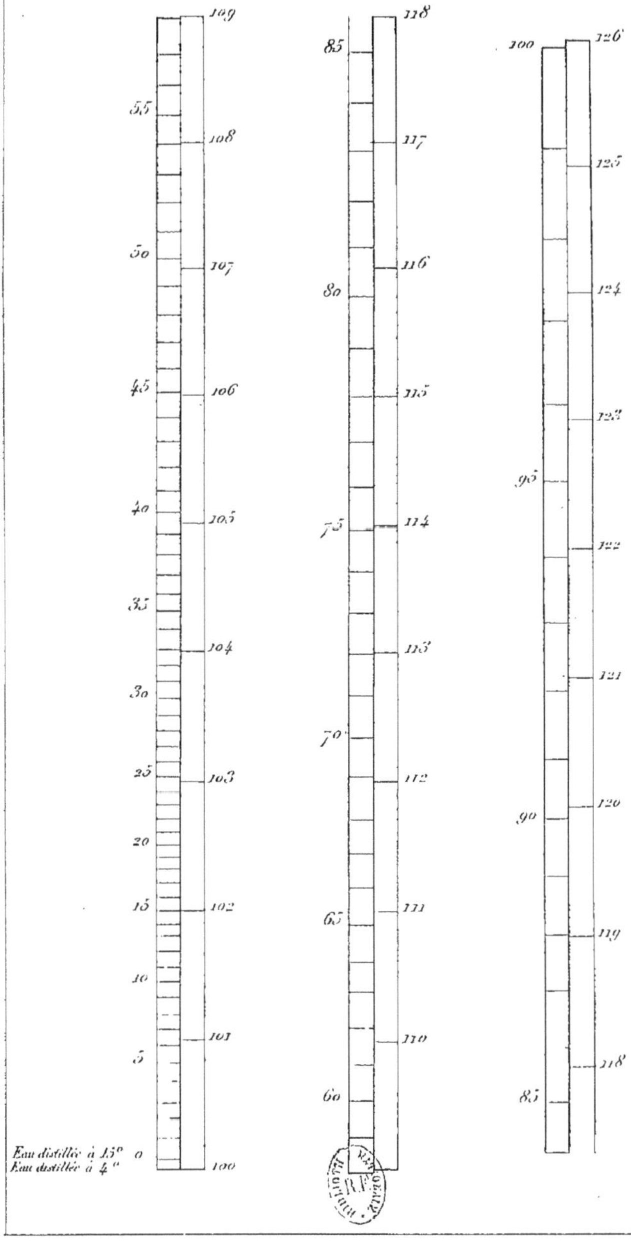

Relation entre les degrés centésimaux et les volumes spécifiques.

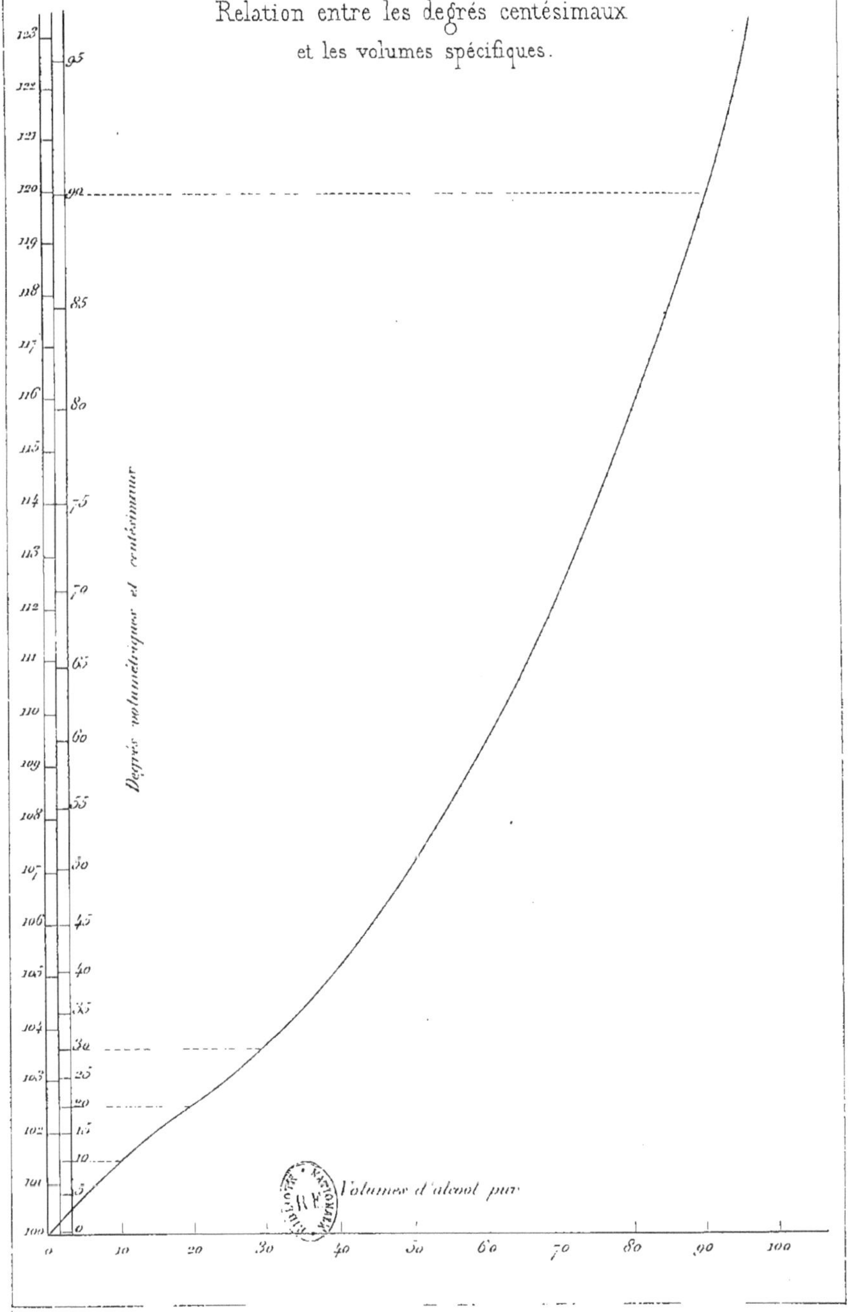

Contraction des mélanges d'eau et d'alcool absolu.

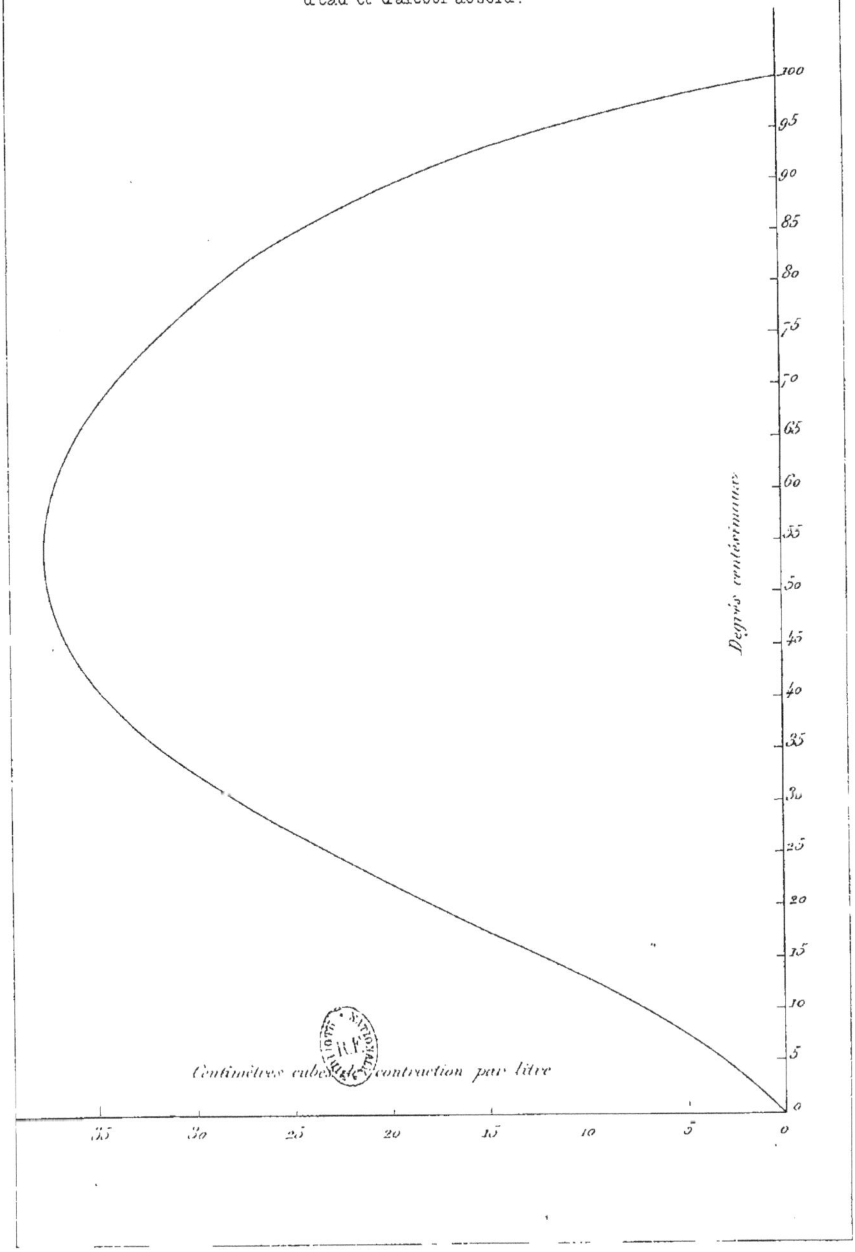

www.ingramcontent.com/pod-product-compliance
Ingram Content Group UK Ltd.
Pitfield, Milton Keynes, MK11 3LW, UK
UKHW031913260826
14628UKWH00003B/1166

9 782013 078313